黄敬伟经筋疗法

黄宝志◎编著

广西民族出版社
Gvangjsih Minzcuz Cuzbanjse

图书在版编目（CIP）数据

黄敬伟经筋疗法 / 黄宝志编著 .—南宁：广西民族出版社，2023.12

ISBN 978-7-5363-7767-7

Ⅰ . ①黄… Ⅱ . ①黄… Ⅲ . ①壮医—经筋—穴位疗法 Ⅳ . ① R291.8

中国国家版本馆 CIP 数据核字（2024）第 027428 号

HUANG JINGWEI JINGJIN LIAOFA

黄敬伟经筋疗法

编　　著：黄宝志

出 版 人：石朝雄
责任编辑：白　煜
装帧设计：林武圣
责任印制：张东杰
出版发行：广西民族出版社
　　　　　地址：广西南宁市青秀区桂春路 3 号　　邮编：530028
　　　　　电话：0771-5523216　传真：0771-5523225
　　　　　电子邮箱：bws@gxmzbook.com
印　　刷：广西壮族自治区地质印刷厂
规　　格：787 毫米 × 1092 毫米　1/16
印　　张：16.25
字　　数：190 千
版　　次：2023 年 12 月第 1 版
印　　次：2023 年 12 月第 1 次印刷
书　　号：ISBN 978-7-5363-7767-7
定　　价：68.00 元

黄敬伟经筋疗法

编　　著　黄宝志

顾　　问　黄汉儒　李　洪

编　　委　黄　艺　黄芳琴　白伟才

黄共美　黄共庆　黄共献　黄共卫

黄共辉　黄共旺　黄美琴　黄美夏

黄　敏　黄共伟　陈佳伟　刘庆贵

黄天豪　农炜燊　李鸾凤　陆瑛梅

作者简介

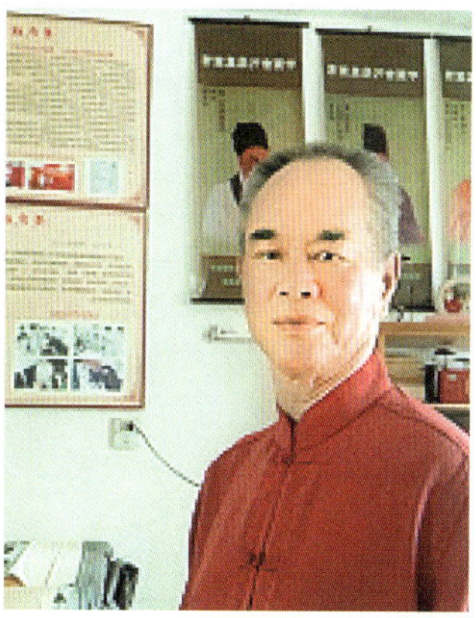

黄宝志受叔叔黄敬伟教授的影响，从20世纪90年代初开始接受黄敬伟经筋疗法的研习与培训，跟随黄敬伟在广西凭祥市黄氏经筋康复诊所、广西南宁市南湖竹溪医院、北京民族医院、内蒙古红山社区卫生服务中心、广东东莞市扶正堂中医院等单位开展经筋疗法的诊疗服务。在黄敬伟的言传身教下，黄宝志对经筋疗法有了深刻领会，掌握了这门古老而又新兴的诊疗技法，得到了黄敬伟的信赖和认可，成为了黄敬伟的得力助手和黄敬伟经筋疗法的继承人之一。

在多年的临床实践中，黄宝志擅长以经筋疗法诊治各种筋性痹痛症、颈椎病、腰椎病，以及由筋病引起的头痛、偏头痛、颈肩腰腿痛、指趾关节痛、失眠、面瘫等多种病症，疗效显著。

序

黄敬伟是我国壮医专家，从医几十年，积累了丰富的临床经验，诊治了无数病人，救治了许多疑难病症患者。他从 20 世纪 80 年代开始就潜心专研古代经典《黄帝内经》的经筋理论，从中挖掘整理出经筋医学，然后结合广西壮族民间传统的经筋医术，首创黄敬伟经筋疗法。1996 年 7 月，中国中医药出版社出版了我国第一部《经筋疗法》专著。书中阐明了经筋和经络在结构上的关系、在生理上的关系，以及在病理上的关系，论述了他们之间的共性及各自的特点。《经筋疗法》的出版对于提高临床的诊疗质量，开辟针灸新领域的研究，以及非药物疗法作用等，皆具有实际性的深远意义，是民族医药不可忽视的重要课题。黄敬伟创建的经筋疗法，成为我国传统医学又一新型非药物疗法，潜力巨大。希望黄敬伟的后人和传统医学爱好者及中医院校的学生继续努力学习，传承和弘扬黄敬伟经筋疗法，为广大人民服务。

中国中医科学院主任医师、原副院长　闫孝诚

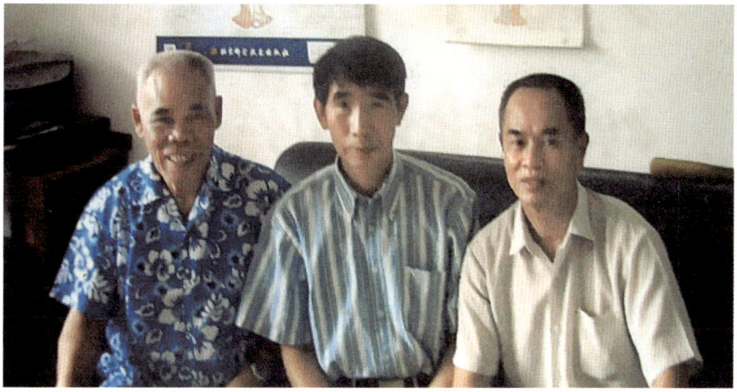

黄教授（左）与中国中医科学院主任医师、原副院长闫孝诚（中）合影

弘扬祖国传统医学
展示壮医经筋医术

黄汉儒
2013年1月12日
于绿城南宁

中国民族医药协会副会长、广西民族医药协会副会长、
广西中医药学会副会长、广西民族医药协会会长
黄汉儒　题词

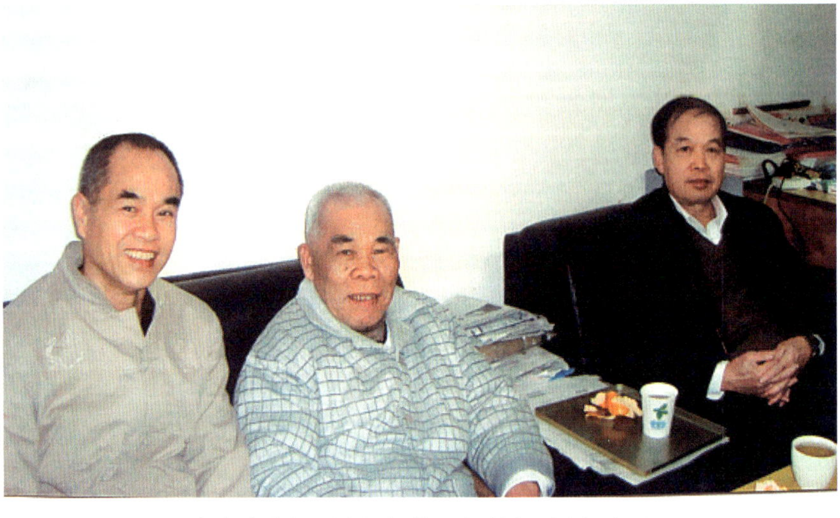

黄敬伟教授（中）与黄汉儒教授（右）合影

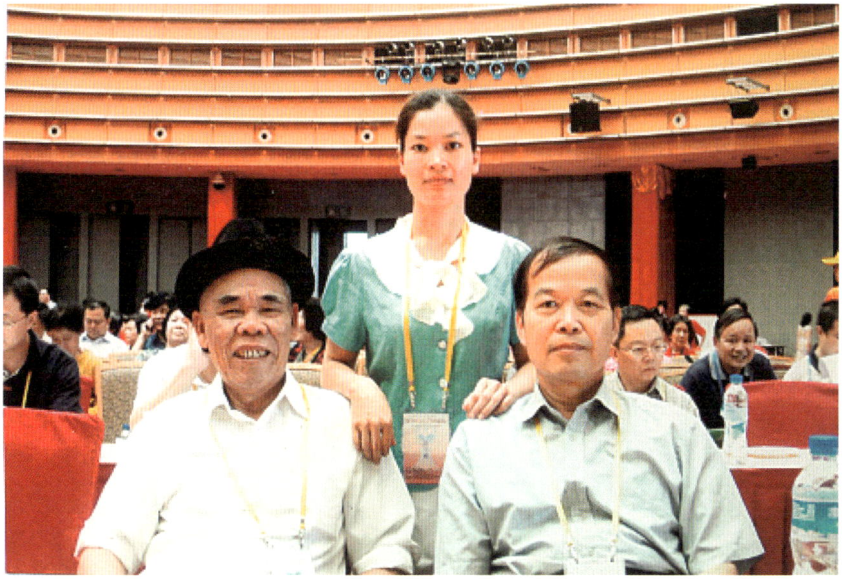

黄敬伟教授（左）、黄敬伟孙女黄芳琴（中）和黄汉儒教授（右）合影

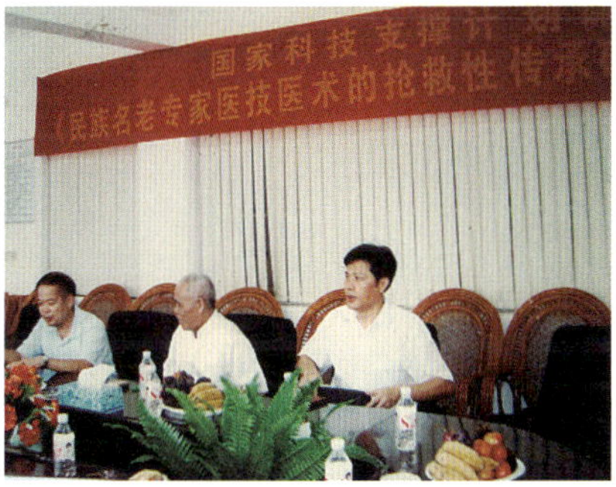

2008年，黄汉儒、黄敬伟的医技医术被列入“十一五”国家科技支撑计划，并正式在广西民族医药研究院、广西壮医院开展抢救性挖掘和传承推广工作

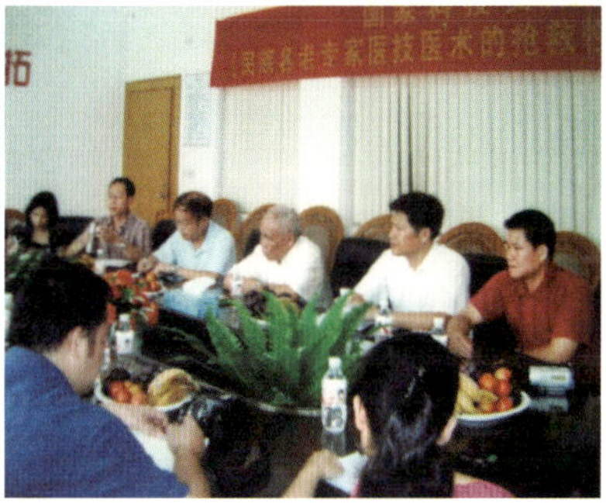

黄汉儒、黄敬伟在民族名老专家医技医术的抢救性挖掘和传承推广工作座谈会上

前　　言

黄敬伟经筋疗法是我国著名中医、壮医专家黄敬伟创建的，针对人体经筋组织疾病和由筋病引起其他组织疾病的治疗方法。它与其他传统疗法有显著区别，且具有鲜明特点与独特疗效。它拓展了针灸疗法的新领域，开创了我国传统医学从筋治愈人体各种疾病尤其是多种疑难疾病的医疗新篇章。

黄敬伟在创建壮医经筋医学理论与实践的过程中，得到了中国中医研究院原副院长、中国人体健康科技促进会副会长、中国老年医学研究会副会长闫孝诚，中国民族医药协会副会长、广西民族医药协会会长、广西中医药大学壮医学院名誉院长、广西民族医药研究院名誉院长黄汉儒，广西中医药大学壮医学院院长林辰等有关专家的大力支持和帮助，对黄敬伟经筋疗法的成功创建和确立其在民族医学中的地位，起到极大推动作用。

我们有幸跟随在黄敬伟身边研习经筋疗法，得益于黄敬伟的言传身教，加上历经多年的努力学习与实践，我们对经筋疗法有了深刻的认识与理解，掌握了这门古老而又新兴的医技医术，并且在多年的临床实践中有所建树。我们是黄敬伟的得力助手，也是黄敬伟经筋疗法的传人。我们作为黄敬伟的后人，以学者、助手、传人和医者的角度与视野，试图以自己的经历，从一个患者、学者、医者的成长过程去体会、认识、理解、验证和阐释黄敬伟经筋疗法。但这不足以精确诠释黄敬伟博大精深的医学知识和精湛的医技医术，更不能完全展示黄敬伟丰富的临床经验及其在传统医学发展上的重大贡献。我们以自己的心得体会，与传统医学爱好者以及对黄敬伟经筋疗法的爱好者分享、共勉。

我们相信，随着古老而新兴的经筋疗法的普及，黄敬伟经筋疗法将成为祖国传统医学发展的新的里程碑，也将造福于广大人民群众。

编　者

目录

contents

第一章

黄敬伟经筋疗法阐释

第一节　经筋疗法的历史渊源与经筋疗法现状

经筋疗法起源于中医古典《黄帝内经》。《黄帝内经》中记载的经络学说和经筋学说，是我国传统医学的两大渊源学说，是我国中医学的核心思想、基因组、孵化器与催化剂，是摧生中医学诞生和促进中医学成长和发展的强大动力。经筋学说中描述的“足少阳之筋，起于足小趾，上结于踝，邪结于膝”，“人体经皆有筋，筋皆有病，病各有治”，这是中医关于经筋医学的最早论述。两千多年来，《黄帝内经》的经络学说已有长足的发展和普及，针灸疗法已被广泛应用于临床，被广大患者所接受，经络理论成为中医学的基础理论。但是《黄帝内经》的经筋学说在历代医书中则少有记载，几乎已被遗忘。经筋学说一直沉睡于古藉、沉寂于历史的长河中，至今未能开发与应用。虽然在个别少数民族民间尚有流传，但只停留在原始状态。实际上，经筋学说的经筋疗法的医用价值，与经络学说的针灸疗法的医用价值相比较，一点也不逊色，而且更具特点，疗效更突出。

著名中医、壮医专家黄敬伟于20世纪60年代就开始对经筋学说进行发掘和研究。黄敬伟以《黄帝内经》中的理论为指导，结合现代解剖学、人体生物力学等现代医学知识，深入研究人体最庞大的经筋组织的结构及其在人体的地位作用、生理功能、病因病理、体征表现等，揭示了人体经筋组织在外界因素（外力、不良气候）的侵袭和自身因素（劳累、不良情绪）的影响作用下发生收缩、痉挛的保护性反应，形成“筋结”的病灶体，古称“邪之聚结”体，是导致人体气滞血、瘀经脉阻闭，进而导致多种疾病发生的筋性致病因素。这是医学病因学的重大发现与突破，揭示了临床上一些疑难杂症的筋性致病因素，解决了临床上的诸多医疗难题。经筋疗法具有治疗目标明确、施治直达病灶、疗效显著和治愈率高等特点，疗效优于真它各种疗法。黄敬伟在临床实践中，不断探索创新，运用经筋医术从筋治病，诊治无数患者，使许多奇难杂症患者获得了康复。

人体疾病筋性致因的揭示，为经筋疗法提供了科学依据和诊疗方向。“筋结”病灶体的实质，它既是经筋组织病变的反应物，同时又是人体疾病的体征表现。根据这一特征，黄敬伟将解除致病因子——“筋结”病灶作为治病的依据和手段，将人体经筋组织作为经络反应的载体应用于临床实践，使经络的应用发生了质变开拓了针灸新领域，开创了经筋疗法从筋治愈人体多种疾病的医疗新篇章。黄敬伟完成了经筋学说从基础理论研究到临床实践，再到临床疗效验证，创建了新型的医疗诊疗体系——黄敬伟经筋疗法。

黄敬伟一直从事中医针灸临床、科研和教学工作。1996 年黄敬伟主编的我国第一部经筋学说专著《经筋疗法》由中国中医药出版社出版发行，填补了传统医学史上缺少经筋诊疗科目记载与应用的一项空白。1996 年至 2008 年间，黄敬伟与中国中医研究院针灸研究所、世界针灸联合会技术培训中心、中国中医药大学、北京民族医院（藏医院）等单位合作，以北京民族医院为基地，开展经筋疗法的科研、教学与推广工作。同时在上述单位每年举办多期的全国经筋疗法的学习与培训班上传播经筋医学知识和医技医术，吸引了国内外广大传统医学爱好者的热烈参与。从此，经筋疗法这门古老而新兴的医技医术就在国内外迅速传播开了，经筋疗法这门医技医术逐渐被广大传统医学爱好者和病者所认识，广大的筋病患者有机会接受治疗。

我国中医发展了两千多年，历代医书中只有经络学说单一的发展和应用，从未有关于经筋疗法的记载，更无具体描述与实际应用，这是中医发展的一个缺陷。长期以来，中医在临床上的作用，主要是针对人体脏器的各种疾病即内病进行治疗，且卓有成效。但对人体大环境（即经筋组织）病变的认识和治疗基本上没有涉及，缺少对人体大环境治疗的观点。而从人体的整体来审视，筋病是人体的首病、大病、基础疾病。人体的许多疾患是从筋病开始，继而导致其他疾病发生。经筋疗法是针对经筋组织病变（筋病）和由筋病导致的其他疾病的治疗方法，是以解除人体大环境即经筋组织病变形成的“筋结”病灶体为宗旨，以手法和针法消除“筋结”的医疗行为。这就是中医的外治理念观点，与传统中医内治理念是相辅相成的。传统中医擅长治疗脏器内病，但对各种颈肩腰腿痛、亚健康、中风后遗症、面瘫等疾患却欠缺治疗手段和方法。而经筋疗法对这些疾患就显示出独特疗效，不但能治愈，在改善人体环境的同时，还促进提高脏器的功能，促进内病的康复，这是对传统中医只治脏腑内病不治外病（筋病）的重要补充。中医内病外病共治，优势互补，这才是中医的全部内涵。经筋医学的创建，壮医经筋疗法的创立，还原了中医的本义，弥补了长期以来中医单一发展经络理论和只重视治内病的缺陷，突出了经筋学说中人体治外病的重要内涵。“筋与脉并为系”，经筋与经络同源共史、殊途同归，共同发展，枝荣叶茂，才是中医的本意和原始点。

20 世纪 90 年代以前，人们去医院看病从未听说有经筋疗法这种治病方法。1996 年黄敬伟的专著《经筋疗法》出版以后，黄敬伟致力在国内外开展经筋疗法的教学与推广活动，经筋疗法这门古老而新兴的传统医学才逐渐深入人心，被广大患者认识和接受，受到广大传统医学爱好者的欢迎和热情参与。黄敬伟认为，经筋疗法从基础理论研究，到临床实践，再到临床疗效验证，都证明经筋疗法是成熟和有效的医疗行为，应该大力推广。让全国每个医院都有经筋科，发挥经筋疗法应有的医疗价值，这是黄敬伟创建经筋疗法的初衷。目前经筋疗法的推广和应用刚刚开启，实现普及尚待时日，任重而道远。

现在我国非常重深视传统医学的推广与应用，已将传统医学的挖掘、传承、推广与应用作为全国卫生工作的重点予以扶持。2007 年我国评出了首届二十位少数民族名老专家，中国中医药管理局科技司将少数民族名老专家的医技医术作为传统医学关键技术列入“十一五”科技支发展撑支计划。黄敬伟被评为全国二十位少数民族名老专家之一，他创立的经筋疗法已由广西民族医药研究院、广西壮医医院正式开展“民族名老专家医技医术”抢救性挖掘、研究、传承与推广工作。广西中医药大学壮医学院已将黄敬伟的《经筋疗法》一书加以整理编辑，作为培养壮医人材的基础教材之一。经筋疗法的推广和应用，是我国传统医学发展的里程碑。我们相信在不久的将来，经筋疗法一定会发扬光大，推动我国传统医学进一步发展。

以上，就是经筋疗法的历史渊源与现状。

第二节　黄敬伟与经筋疗法

黄敬伟，男，壮族，1932 年出生，广西凭祥市人，中共党员，主任医师。1956 年广西卫校（现广西卫生职业技术学院）毕业后留校任教。1958 年考入广州中医学院深造六年，毕业后分配到广西南宁地区医院从事中医针灸临床、科研和教学工作。历任南宁地区医院中医科主任、广西华侨企业医院院长、宁明县中医院院长、茂名市奇难杂症医院院长、北京藏医院（民族医院）经筋科主任，中国中医研究院客座教授。

黄敬伟自幼酷爱壮族民间医术，卫校毕业后就注意搜集、整理广西壮族民间经筋医术。大学毕业后，致力于经筋学说理论研究，通过临床实践，将经筋学说与经络学说有机地结合起来，首次将人体经筋组织作为经络反应的载体应用于临床，使经络应用发生了质变。根据经筋学说论述的人体筋肉系统（即经筋组织）疾病发生与演变规律，和经筋组织的结构成分与其在人体的地位作用、生理功能、病因病理等，黄敬伟通过长期临床实践和反复探索研究发现，经筋组织器件在人体生息劳作过程中因外力、不良气候和自身因素（劳累、不良情绪）影响下发生慢性、积累性劳伤病变形成的“筋结”病灶体，是导致人体经络运输气血阻闭、进而导致人体经筋组织病变的主要原因。同时还发现，由于人体经筋组织与筋外性组织如神经组织、血管组织、淋巴组织以及微循环组织等在人体中是复合性的渗融性结构组织，因此“筋结”病灶体形成的过程中，除了产生经筋组织自身病变，也势必对筋外性组织产生牵、拉、卡、压现象，其结果也导致了筋外性组织的功能障碍和病变，这就是人体疾病的筋性致因。因此，以上病理筋外性组织病变是标，而筋病才是本。在此基础上，黄敬伟又进一步揭示了许多人体疑难病症的筋性致病因子。经筋医疗以消除筋性致病因子作为治疗手段，救治众多患者，也使许多疑难病症获得了治愈。人体疾病筋性致病因子的揭示，是医学人体病因学的首次重大发现，这给经筋医疗提供了科学依据和诊疗方向。

人体每一条或一组肌群在参与人体动态活动过程中，肢体或躯体两端附着点所承受的牵拉力和张应力最大，故最容易受到损伤。黄敬伟从古代针灸用“尽筋头”治病的经验得到启示：人体肌筋的损伤首先起于两端附着点（尽筋头），然后由点到线，由线到面，再由面的一维向多维发展演变，最终导致经筋组织产生慢性、积累性劳伤病变，形成点、线、面到多维病变系列的结局。这就是经筋组织劳伤病变的起因、变化和结果的演变规律，该规律给经筋疗法提供了科学依据。

人体经筋组织病变，其实质是“筋结”为患，是人体筋性组织的变态，它既是人体经筋组织发生劳伤病变的反应物，又是经筋组织病变的体征表现，且具有体征可查的临床表现特点。根据这一特点，黄敬伟在临床实践中发现，只要能将人体“筋结”病灶检查出来，然后采用科学手段使之松解消散，恢复常态，就能达到治病的目的。经过反复探索，结合壮族民间常用的括痧、捏脊、割治、针刺等医技，黄敬伟首创了手式扫描的“经筋查灶法”，能有效地感知隐藏于人体内的“筋结”病灶，并总结了“筋结”病灶的十多种体征类型及其分布规律，这就为经筋疗法提供了施治方向和部位。针对病灶部位，采用正确的施治方法，黄敬伟创建了“经筋理筋”“经筋针刺”法。黄敬伟以经筋理筋、经筋针刺方法对“筋结”病灶施行疏通经络和“解结消灶”治疗患者，取得了显著的医疗效果。鉴于目前医疗上各种体检方法，如 X 光、B 超、CT、核磁共振以及化学检验方法等，均缺乏对筋性组织的有效显影和确诊能力，故对筋性疾病和筋性致因的疾病在治疗上无所适从，甚至将其列为病因不明的难治病。经筋查灶法则弥补了以上不足，说明经筋医疗是对人体疾病独特有效的检验方法。

在用经筋查灶法确认病灶形态、大小及部位的前提下，黄敬伟从人体经筋组织分布结构和生理病理特点出发，根据病态的肌筋处于紧挛血瘀的状况，采用顺推切拨、提捏推揉、反搏罐浆等科学的理筋手法，将沉积在病态肌筋内及其周围的瘀血清除出去，使新鲜的血液补充回来。通过反复充血濡养肌肤，激发机体潜能，促进机体自我修复，从而实现机体的康复，这就是中医提出的“以通为补”的治病机理，也是古人追求的舒筋活络的效果。通过理筋使痉挛的肌筋有了舒缓，在病灶充分暴露的前提下，黄敬伟以“筋结”病灶作为治病穴位，贯彻“以灶为俞”的原则，采用“固灶行针、一孔多针、深浅病灶分刺、移行点刺、点刺斜刺结合、快进快出”的特殊经筋针刺方法进行治病。这种“对因”治病的新方法，具有施治目标明确、定位准确、针刺直达病灶、起效迅速、治愈率高、疗效巩固等特点。然后，在经筋穴位上辅予药敷或拔罐作为补益增效。这就是黄敬伟创建的综合性经筋疗法——黄敬伟经筋疗法。

黄敬伟经筋疗法的创建和推广应用，是我国民族医药发展的理程碑。它标志着沉寂了两千多年的经筋疗法又获得了新生，重新展示出经筋疗法应有的医用价值和突出的医疗效应。它开创了人类从筋治愈人体多种疾病的医疗新篇章。黄敬伟对古代经筋医学的发掘、整理、传承和推广，做出了重大贡献。黄敬伟主编的《经筋疗法》是我国第一部经筋医学专著，弥补了经筋医学缺少详细记载和缺少经筋医疗诊疗科目的空白。黄敬伟不仅是古代经筋医学的挖掘、整理、传承人，还是现代壮医经筋疗法的创始人。

经筋疗法是一门古老而又新兴的医疗学科，正越来越多地被人们关注，更受到广大传统医学爱好者的推崇。目前国内外兴起了对经筋疗法的学习和应用热潮，不少地方已开展经筋疗法的应用与推广工作。不可否认的是，经筋疗法虽然具备独特疗效及诸多优点，但经过专门学习与培训的人不多，真正能领会和撑握经筋疗法的人更是凤毛麟角。我们曾多次与各地的同行进行交流，感觉与黄敬伟创立的经筋疗法差距甚大，有些不学无术者打着经筋疗法的旗号而实施别样疗法，以致疗效甚微或无效，至使许多患者对经筋疗法产生疑问与误解。为区别与各种疗法的混肴，诚告广大爱好者和筋病患者，黄敬伟创立的经筋疗法正式冠名为——黄敬伟经筋疗法。现在黄敬伟创建的经筋疗法已被列入我国非物质文化遗产名录，突显了壮族医学在我国传统医学的重要地位和突出贡献。

第二章

经筋疗法研究

第一节　经筋疗法的发掘研究

一、经筋疗法的概念、历史，以及问世历程

经筋疗法是以非药物的医疗手段，对人体的经筋系统进行机能调整，激发机体应变能力和抗病修复能力，保持机体功能“动态平衡”，实现人体祛病延年益寿为目的的一种医疗方法。

经筋疗法起源于《黄帝内经》，到现在已经有两千多年的历史。《黄帝内经》叙述的经脉学说是我国针灸术的基础理论，叙述的经筋理论是我国经筋疗法的基本知识。但由于古代的经筋疗法比较简朴，加上一些历史原因，人们只注重于经脉针灸疗法的研究，而对经筋疗法缺乏研究。所以我国的经筋疗法处于严重流失的状态，其应有的医疗价值潜能未得到发挥。因此现在的人们多熟悉经络针灸疗法而对经筋疗法疏解。

经筋疗法的发掘研究始于 20 世纪 70 年代末，发表于 1992 年。该疗法临床诊治数万名筋病患者，取得了重大科研成果，在医界产生了极大影响，更深受广西少数民族地区群众的欢迎。经筋疗法的发掘研究汇集了黄敬伟丰富的临床经验和医学理论。黄敬伟历经数十年努力，终于完成了我国第一部经筋医学专著——《经筋疗法》，并于 1996 年 7 月由中国中医药出版社出版发行。《经筋疗法》的出

版开创了传统医学经筋疗法普世发展的新纪元新编章。

经筋疗法在发掘研究过程中，充分吸取当代国内外非药物疗法著名专家学者的成就作营养，如在实用手法方面，吸收世界著名专家艾兰·基恩博士的推拿手法，及我国胡兴立、葛长海等名家方法；在针术方面吸取王雪苔、府强、石克敏、郭效宗等专家的经验。

二、经筋疗法的基础理论依据及其来源浅析

经筋疗法的基础理论，来源于壮族民间医术及中医古典《黄帝内经》叙述的经络学说理论。

壮族的历史悠久。广西左江花山壁画，证明了壮族人民在古代就有了文化艺术。武鸣出土的两枚青铜针，证明了《黄帝内经》所说的“针从南方来”。壮族民间流传着多种具有民族特色的医术，其中就包含经筋疗法，这是黄敬伟经筋疗法的重要来源。

中医经络学说包含由十二经脉、奇经八脉与络脉组成的经脉系统，以及由十二经筋、十二经别与十二皮部组成的经筋系统。经筋疗法来源于经络学说的经筋系统理论。《黄帝内经》系统地叙述了经筋结构及经筋病症的临床证候，提出了“燔针劫刺”“以知为数”和“以灶为腧”的诊疗法则。《黄帝内经》叙述经筋是“联缀百骸”“维络周身”的组织结构，指出它同经脉的主要区别是“中无有空”“各有定位”。《黄帝内经》提出“筋与脉并为系”的经筋与经脉的紧密相连关系。书中的“天年”“刺节真邪”等篇章，指出“肌肉解利”是经筋的生理常态，而“聚结”“筋挛”等便是经筋的病态形征表现，并提出“坚紧”者，破而散之，气下乃止”，此所谓“解结”

的施治法则。《黄帝内经》强调“解结契绍于门户”的早期治疗，并美其为“无惑于天下”之良策。壮医提出以消除“病灶”来根治疾病的治疗原则。关于经筋“病灶”的具体检查方法，《黄帝内经》提出“以灶为腧”的立论，提出“得气穴为定”的检查定位方法，还提出“候痛所在”。书中谈及“应在中而解”的查灶经验，指出“必先按而在久应于手”的手触查灶法之秘诀。

经筋疗法一方面以中医古典的论述及壮族民间治病经验为主要理论依据，另一方面，在研究经筋病症的病理机制中，尤其是在研究“经筋标本图形”形成的机制时，充分吸取中医古代关于机体的“气街”节段调控、“节交会”级次微调和“四维相代”理论，以及中医腹诊法。黄敬伟以这些理论研究我国传统医学的“热门课题”，结合现代医学，从中获得解答，为创立“经筋查灶——经筋消灶——系列解锁”的诊疗法则，建立了科学性的依据。

鉴于经筋疗法诊疗的直接对象是人体的经筋系统，它包含人体的皮肤、肌肉、韧带，及广泛的机体膜性组织、结缔组织，以及与其交织的末梢神经、血管、淋巴组织等。这些组织构成人体庞大的感受器官与运动器官，对人体起着保护、填充、连结、支持、缓冲、营养运输及防御等功能。这些组织任何一个局部发生病变，尤其是肌筋收缩，势必导致连锁反应，发生广泛病变，以“微刺激”的局部疗法难以达到解除系列性的“筋结”问题。经筋疗法利用我国传统医学具备实际疗效的多个单项疗法，组成“综合疗法”，充分发挥各单项疗效基础上的“多项功效协同群体”作用。临床实践证明，对于经筋病症，综合疗法的治疗效果很好。

经筋疗法叙述的“筋结”“结灶”等单纯型和复合型病证的临床表现，以疼痛症状及可触有形状性的体征问题，在现代医学临床领域，亦可找到相类似的病症描述。例如：肌纤维组织炎、肌凝块症、肌筋膜疼痛综合征、骨骼肌疼痛综合征等。这些病症皆以疼痛、肌张力增高及可触性体征为主要表现。JK Grwa et al 在报告研究肌紧张力增高和疼痛的关系时，发现持续性肌收缩触发疼痛，提出了“紧张性疼痛学说”，Taylor et al 提到近年来，美国约有 1/3 的患者患有紧张相关的疾患（SRDs）。由此可见，肌筋性紧张的征候，在人群中相当普遍。这同经筋疗法常见的诊疗病症情况基本吻合。经筋疗法松解肌筋之“结灶”，既有利于肌筋本身，也有利于神经、血管病变的修复与再生。所以，经筋疗法的“解结”“消灶”作用，可以从上述的研究中获得科学的依据；同时反应了经筋疗法客观存在的科学性，并获得了深层的揭示。

三、经筋疗法发掘研究的成果

经筋疗法临床研究的时间仅仅三年，但它在临床实践上已经获得不少新课题的突破。其中经筋查灶法检查揭示的“隐筋症”，在解决临床难题方面成效尤为突出。关于“筋性神经衰弱”方面的医学论文，获得了我国多位著名神经科专家、教授的认可与好评，并认为是医学界的首创。《经筋疗法》被列为“中国名医良医最佳典范”对外发行。

经筋疗法研究筋性“结灶”形成的病理机制中，发现筋性病变连锁反应的“经筋”器质病变，可以继发筋性以外的多种器官功能疾病。例如，腹部的“缓筋”病变，可以继发胃肠道的系列性功能障碍，通过运用综合性的机能调整疗法，可以治愈。如十二指肠球部溃疡、萎缩性胃炎等，经治疗后，通过直观检查法（胃镜复查）获得“病灶”愈合或消散的效果。综合疗法具有施治到病位、产生“松解减压”、刺激机体产生修复的治疗等优点，临床应用于解除筋性“结灶”“尽筋头炎”“局限性骨刺形成”“颈腰椎体骨质增生”等，可获得“延续作用”的远期疗效。如颈腰椎体骨质增生病例，施治的次数虽少，但临床治愈巩固数年而不复发，X光复查的照片可见病灶显著消散，清晰度提高，具有目前药物及一般治疗手段难以获得的满意治疗功效，成为目前医疗临床治疗的独特医疗手段。

经筋疗法的“消灶调机”作用，在临床上有机体功能平衡及抗衰防老、延年益寿的功效。如经治疗后，患者普遍表现为兴奋抑制、入睡熟度加深、头脑清醒、代谢旺盛、精力充沛、食欲增加、体质复壮。

四、经筋疗法发掘研究的成效

经筋疗法发掘研究的成效，体现在它诊疗方法的独特风格及临床治疗的显著效果。这两者紧密相连，相辅相成。

（一）经筋疗法诊疗方法的特点

1. 创立“经筋查灶——经筋消灶——系列解锁”的诊疗方法

经筋查灶，是根据经筋病症临床具有“筋结病灶”的特点而建立的新型疾病物理检查方法。本方法对经筋病症检查具有灵敏度高、识别力强、定位准确等优点。运用本检查法检出的阳性病灶，可发现结灶的单纯型及复合型两种类别。这两种类型的结灶，对于经筋病症而言，都是治疗的“特效穴”，为治疗经筋病症取得卓著疗效提供了先决条件。经筋疗法已运用该检查法为人的躯体查明 200 多个“筋结病灶”点，绘制出“经筋结灶图”。

复合型经筋结灶，这是根据机体生理结构特点和经筋病理形成机制发现的一种新型疾患的临床形征。它具有隐蔽性。根据以筋性治疗方法治疗“隐筋症”的临床效果表明，“隐筋症”是目前临床医学许多原因未明的“难治之症”的直接或间接的致病成因之一。这对于展开临床“疑难病”的深化研究，无疑是一个有益的导向。

2.“综合消灶”与“系列解锁”施治方法的优点

非药物疗法与药物疗法的治病性质不同。药物疗法于多数情况下偏重于对致病因子的抑制手段，对器质非感染性病变着重予“逆治”法。非药物疗法，是在治病过程中去除药物的参与，疾患的治愈靠机体的功能平衡。经筋疗法的手段与研究，均围绕着这课题作文章。

非药物疗法的具体方法屈指难尽，但从刺激量而言，不外是微、中、重三种程度；从局部与整体治法而言，有局部刺激、整体机能调整，以及二者结合灵活运用。经筋疗法从“经筋系统”在机体的结构、作用及其病变产生机制的研究结论认定，运用非药物的综合治疗手段，对于经筋病症施治最为适宜，临床治疗的对照比较结果亦证明这一选择正确。

综合疗法的优点甚多，第一，它可以根据病人、病症、病情、治疗部位等，采取适宜其所需的疗法。第二，综合疗法能发挥各单项疗效基础上的“多项功效协同群体”作用，对于痼疾、顽固病灶等起着“攻而破之”的功效。第三，综合疗法可以根据经筋结构的不同部位作用，不同病态，采取对应的治病措施。例如，对于“皮部”，可采取“扦皮理腠”、拔火罐等疗法，使其病从表解，“开阖”功能复原；对于“顽固结灶”，采用手法“消灶”后，加以“局部多针”，再于“皮部”拔罐，疗效尤佳；“系列解锁”是经筋病症诊疗中创立的专用名词，它主要针对已经形成系列性体系化的“经筋结灶”使用。这类病变，如腰腹腿三联征等，属于系列化“经筋失衡”疾病，药物施治难以起到“单克隆”的攻克目标作用；一般的“微调”方法，触动不到其“根基”。“系列解锁”能够从“经筋病变”的首祸“结灶”进行“消灶”伊始，继之“顺藤摸瓜”，将其累及损伤的“经筋系列”病症，逐一“解锁”，收到原发与继发病症并除的功效。这便是经筋疗法“系列解锁”的内涵。

（二）揭示临床医疗上的一个新课题——“隐筋症”系列

1.“隐筋症”概念及“隐筋症”系列

“隐筋症”系指经筋病变隐伏于机体，但由于医学的认识与检查技术等因素，不能识别它的真相，造成临床医疗上“以假乱真”的混淆性疑诊、误诊的医疗现象。此种医疗现象临床并不罕见，危害非浅。

经筋疗法中的“经筋查灶法”，具有灵敏度高、识别力强、定位准确的特点。加上丰富的临床经验，此法揭示出二十多种“隐筋症”。患者按“综合理筋法”治疗，能达到满意的治疗效果，有效地解除了一批“疑难病症”病人的疾苦，产生了明显的社会、医疗和经济效益，在社会上享有声誉。它的实践证明，临床上不少的“难治之症”，隐伏着“伤筋”的因素。其中有的疾患，“伤筋”乃是其直接的致病原因。由于经筋广泛分布于机体，“隐筋症”病灶可在躯体的多个部位检出，形成了“隐筋症”系列。此即“隐筋症”系列的内涵。现将常见“隐筋症”系列列举如下。

常见“隐筋症”系列：筋性神经衰弱、慢性筋性疲劳综合征、筋性睡眠紊乱症、筋性耳鸣听力降低症、筋性偏头痛、筋性筛前神经综合征、筋性“梅核气”、筋性肋端综合征、筋性类冠心病、筋性胸背相引制痛症、筋性类肝胆疼痛症、筋性剑突综合征、筋性类胃痛症、筋性类肾绞痛症、外感筋性腹痛症、缓筋性慢性腹痛症、筋性结扎术后腹痛、筋性颈肩综合征、筋性肩臂综合征、筋性腰腹腿三联征、筋性不安腿综合征、筋性类关节炎、肌性假瘫症、筋性哺乳综合症。

2.“隐筋症”诊疗情况

（1）揭示伤筋性“神经衰弱”的奥秘——获得我国著名神经科专家确认与好评。

临床上的神经衰弱中的一组病例，以精神因素为病因，属于功能性疾病，检查不出任何器质性病变，但类似神经衰弱患者表现的神经症症状，可以继发于许多器质性疾病中出现，如溃疡病、慢性肝炎等，都可能并发“神经衰弱”（正确的称呼应称为神经症症状群或神经症综合征。此处为适应人们习惯而延用）。把原发的器质性疾病治愈，继发的神经衰弱亦随之消失。故此，神经衰弱症状出现，可能属功能性质的，亦可能属于器质病变继发。近年来，有些专家学者曾经发出“重新认识神经衰弱”的呼吁，人们对实质器官并发神经衰弱已有所共识，但对于作为机体庞大“感受器”的软组织损伤是否可以并发神经衰弱的问题，临床未见专题报道。笔者在实践中，接纳一批已经排除实质器官病变并曾按照功能性神经衰弱施用药物治疗效果欠佳的病例，以“查灶法”在患者躯体查到“伤筋”阳性体征，设想这部分病例的“神经衰弱”可能由于伤筋继发，运用“综合理筋疗法”试治。施治后，多数患者的失眠获得迅速纠正，保持睡眠良好，其他症状逐渐消失。据系统治疗观察 154 例统计，临床治愈 134 例，治愈率 87.10%，显效 14 例，显效率 9.09%，有效 4 例，有效率 2.47%，无效 2 例，无效率 1.3%，总有效率 98%。与同期医刊发表的中药、西药、中西结合、针刺加手法四个组别疗效对照比较，本疗法处于领先地位。

典型病例：赖某，男，40 岁。身体健康，某次参加抢修锅炉后全身不适，无发烧，但逐渐产生失眠多梦，头晕头痛，心烦易怒，多次住院治疗，诊为神经官能症。遵医嘱连续服了 8 年安定片，可勉强坚持工作，但病情未能控制。查见颞肌、大小皱眉肌、提耳肌及肢体伸肌伤筋阳性征。首次以综合理筋法施治（停服安定片），当晚入睡快速，通宵熟睡。施治两个疗程，症状消失，睡眠保持好，精神佳，食欲旺盛，增重 3 公斤，视力提高，摘去起病后配带的眼镜（300 度）也能正常看清绘图纸。观察疗效巩固 2 年半未复发。

本课题撰写的论文，受到我国著名神经科专家北京协和医院李舜伟教授、广西医学院神经科教授王辑平先生等的确认和好评；论文出席全国第三届非药物学术会议交流，载入《中国非药物疗法临证精粹》出版发行，北京新华社以题为《医治神经衰弱的新方法》作了摘要播发，全国多家医刊报纸转载，在社会各阶层人士中产生广泛的反响，前来要求诊治者络绎不绝。

（2）加深对“怪病”肋端综合征的认识，提供一项较好的诊疗方法——论文发表于国家级医刊。

1975年，MCBeatb首次报道肋端征。但十多年来，我国医界仍称之为原因不明的罕见疾病，医刊只分别见到7例及9例的临床报道。笔者在临床诊疗中，肋端征患者占就诊人次约1/3，故认为属常见多发病。但因本症发生在人体胸廓，胸部结构复杂，本症的临床症状隐蔽，极易导致疑诊及误诊，我们系统治疗观察的96个病例中，全部病例都曾是医界的“奇难杂症”多方求治而未见效者，病程短的数月，最长者达15年。以胸部不适、“四自感”(胃气上逆感、胸闷气促感、阵发心悸感及咽部异物感）及不同程度的失眠多梦为主要症状表现，以“伤筋查灶法”体查，可于胸部查到骨性及软组织性两种成份的“伤筋”阳性征。骨性体征常见是：硬、软肋骨衔接部位触压疼痛、活动度增加，个别可察到微弱的骨擦音；软组织性体征的出现，常见于锁骨下肌、胸大肌、前锯肌及腹直肌上端，可触及索样物、结节或“痛性小结”；胸骨前壁、游离肋端、右腋下6、7、8肋中段，也可查到伤筋阳性体征。

“综合理筋法”治疗肋端征具有起效快，疗效好，巩固率高等优点，本组96例中，临床治愈74例，治愈率81.14%，显效18例，显效率18%，有效4例，有效率4.1%，总有效率100%。典型病例：刘某某，女，40岁，小学教师。1975年开始，“四自感”伴发严重失眠多梦，当年作全面检查，未现器质性病变，诊为神经衰弱，15年来，中西医针药治疗未效。1989年9月接受理筋疗法，首次施治，患者感到十分舒适，称赞不已，当晚获得多年来的最好甜睡。治疗四次，症状消除一半，共治12次痊愈，观察疗效巩固至今两年半，未再复发。(本症早期治疗的28例发表于中西医结合杂志1990年8期第494页)《临床治疗经验辑编》作了摘要录入。

（3）参加国际学术会议撰文——“腰腹腿三角关系”与“腰腹腿三联征”的临床探索。

①“腰腹腿三联征”的由来。

临床上，腰腿痛属常见病症，尽管不少医疗单位设立专科诊疗，但仍然存在许多疑难问题。笔者根据中医古典《黄帝内经》叙述的十二经筋临床征候表现，结合人体脊柱生理形态的特点，经过认真观察研究探索后发现：由于脊椎“腰曲”段向前弯曲角度较大，腰脊前三肌（腰大肌、腰小肌及腰方肌）、腰背三肌（腰髂肋肌、腰最长肌及棘肌）与臀部的梨状肌，三者共同构成“腰、腹、腿”的不等边三角形关系。其中梨状肌成为该三角形的底边，坐骨神经从三角形的顶部自上而下地越过“底边”而向下肢伸延。这种结构形态，临床上发生病态时，由于机体产生“刺痛性”反应，必然出现恰如中医古典《黄帝内经》描述的症状：膀胱足太阳之脉“是动则病……脊痛，腰似折，髀不可曲、腘如结、瑞如裂，是为踝厥”。

根据上述特征，笔者在临床研究过程中，既重视上述病症腰、腿线性的“一维查灶”，又把视野扩大到“身腰弯曲”患者的“腹检”（中医腹诊法），对中医古籍叙述的“腹缓筋”“募原”及“腹气街”的“冲脉”“鼠溪”(腹股内)等进行经筋“四维查灶”法，全面检查“经筋结灶”的分布情况。结果发现：腰、腹、腿三者的阳性“结灶”体征并存，并且其三者的病征形成互相联系又互相制约的连带关系，故将其称为“腰腹腿三联征”。

② 125 例“腰腹腿三联征”的临床表现与病理病机浅析。

本组 125 例“腰腹腿三联征”当中，梨状肌损伤综合征 88 例，腰椎骨质增生 22 例，结扎术后腹痛 9 例，腰椎关节紊乱症 6 例。结扎术后患者以腹痛为主诉就诊，其余病例，以腰腿痛前来应诊，均按病吏及作有关辅助检查项目确诊。腰部及腿部的症状与体征，同教科书所述相应病症临床表现类似，此处从略。

“腰腹腿三联征”的腹部症状，具有隐蔽性较深的特点，常见消化道的腹部或及胃区不适、胃气上逆、食欲及消化力降低、大便难解等。较严重病例，产生轻度的胃肠“积气”。严重者发生“四自感”(胃气上逆感、胸闷气促感、阵发心悸感及咽部异物感)。结扎术后腹痛者，除了具备上述症状表现，常并发“腰三横棘突综合征”和腹股沟韧带挛缩性疼痛。个别病例出现股三角及阴部肌筋损伤病征，多数病例并存梨状肌损伤及腰肌劳损。腰腹腿三角的筋性病变，具有交叉性演变，互为因果的互促互制性。

“腰腹腿三联征”症状体征的并联，除了上述腰腹腿三角关系因素，以中医学知识分析，主要是经络的凝涩与经筋的“结聚”而导致经脉不通。足少阳经为经脉的枢纽，循行于躯体的侧面，该经的枢转功能失调，是“腰腹腿三联征”形成的最常见致因。这个致因无论从中医或现代医学去理解，都获得符合实际的解答。足少阳经筋标本图标记了恰如梨状肌投影的筋线联系，这与“坐骨神经痛”患者大多是由于梨状肌损伤所致的临床实际情况相符。由于少阳经在臀部发生了“筋结”(似可对应为梨状肌损伤)，枢转失衡，加之机体“四维相代”保护性反射，形成躯体上段向下“移缩”、下肢肌筋往上“痉缩”。梨状肌损伤，继发腰腿及腹部的“四维”病症相继出现，这便是“腰腹腿三联征”形成的生理病理机制。

至于腹部病征的形成，其重要的原因是在机体“四维”相代保护性反射的反应下，腰大肌发生挛缩性收缩。根据 CT 检查正常的腰大肌专题报道，称腰大肌起始段与腰丛平衡，腰丛穿经腰大肌，在 CT 图像中可见腰大肌断面内有不同形状的低密度区（见《实用放射学杂志》1991 年 12 月 7 卷 4 期)。腰大肌的挛缩，腰丛势必受到压迫，导致躯体神经（腰丛）的累伤，出现其所支配的下肢及股神经等损伤病征。因为腰大肌挛缩，反应性地对腹腔植物神经节及神经纤维的影响，支配消化道的植物神经受损伤，故腰腿源性“腹部证候群”的临床病征形成。

③ 125 例“腰腹腿三联征”的施治方法及疗效。

对于本症的施治，宜采用“局部消灶”与”系列解锁”的联合疗法，即对主要引起本症的“症灶”投以消灶法的根治，对累及损伤腰、腹、腿的病征加以系统解锁，使之松解复原，标本并治，相辅相成，起效迅速，治愈率高。本组 125 例，全部治愈。最短施治一次，最长 12 次，平均 4 次。

典型病例：徐某，女性，36 岁。既往健康，无外伤史及腰部扭伤史。结扎术后腹痛近两年，不能劳作，前来应诊。应诊前，曾于当地医疗单位、驻军医院、南宁市多院诊疗，但病情如故。自觉左下腹有一股热气感，并向上部左中腹至腹中部传递，至胃部处时，产生胃气上逆“顶心感”，伴胸闷、心悸。日常腰酸腿软，四肢乏力，夜眠多梦，恶梦，身体日渐消瘦，但无盗汗，食欲尚可。于多家医院检查，实质脏器阴性，多诊为“神经衰弱”，结扎术后腹痛。但针药治疗，病情如故。经筋查灶：左腰三横突征阳性；左腰大肌中下段呈棱形，触压疼痛显著；左腹股沟韧带及左腹外斜肌中肌束呈索样硬结，触压疼痛显著；左梨状肌上束呈索样结块，以“筋头”部位的触压疼显著；左下肢呈太阳经及少阳经“筋结”类型。予“系列解锁”综合理筋疗法，首次施治三天后，患者已可从事家务和及下地耕作；施治两次，诸症消除，疾患治愈。观察一年疗效巩固，未再复发。

附见解两则：第一，医刊杂志所报道结扎术后腹痛为炎症及黏连所致。笔者认为，术中导致的筋膜牵拉性反射形成遗留性肌筋“结灶”未能排除，应考虑本病症具有“经筋挛缩型”。第二，根据中医古籍“筋与脉并为系”“冲脉下温足胫”及现代医学腰大肌的解剖生理认识，笔者认为腰大肌挛缩是导致腰神经丛受压迫而发生末梢性下肢软瘫的成因之一，即肢瘫的一个类型。笔者已对数例类似病例施以系列解锁法，重点对腰大肌行两段三面松解法，获得可喜疗效。

五、理筋法治疗颈椎骨质增生性颈肩综合征

颈、腰椎骨质增生系常见多发病，目前未找到根治方法。以

"消灶理筋法"达到"松解压迫"而疏通经络，实现"通则不痛"的临床治愈。统计经治本症的颈肩综合征 46 例，皆获得临床症状消除和疗效巩固两年以上的效果。

颈椎骨质增生典型病例：兰某某，女，56 岁。自诉颈肩反复疼痛已超过十二年。若工作劳累则病情加重。经 X 光照片发现颈椎骨增生，经多方求治但治疗效果不佳。此次颈肩部疼痛到不可转侧且历时 20 多天，针药未效，震动时加剧，不能放声咳嗽。经筋检查：颈肩肌张力增加，岗上肌、肩胛提肌、颈夹肌压痛显著，颈 2 左横棘突明显增粗、触压疼痛明显。先以揉筋手法，疏通肌筋，达到筋缓项软，遂以左手于颈 2 横突紧压病灶，固定位置，右手持针进行"局部多针"分别"消灶"，达到"减压"的目的，再于颈肩部投拔火罐。三天施治一次，经治 6 次，诸症消除，自 1989 年 9 月临床治愈以来，历时 2 年半未再复发。

腰椎骨质增生典型病例：甘某某，男，50 岁。1988 年 5 月患腰扭伤合并梨状肌损伤。由于失治，造成腰弯腿曲的畸形体态一年零八个月，腰片显示腰椎骨质增生及生理曲线改变，夜间腰部疼痛不能入眠，经常依靠注射止痛针来缓解症状。经过以理筋法施治三次，疼痛终止，腰腿的弯曲形态得到纠正，能挑重担及从事日常农活。X 光腰片复查对照，可见原紊乱钙化纤维显著吸收消散，影片清晰。自 1989 年 6 月病情得到控制后三年未再复作。

六、理筋调整机体功能治疗器质性疾患

机体的"两个平衡"——与外界环境平衡、体内环境平衡，是

健康的重要条件。笔者在展开经筋疗法过程中，试图通过理筋来实现“扶正”的功效，达到提高机体的“祛邪”能力，三年来，对消化系统疾患、免疫性疾患（如支气管哮喘）作了诊疗观察，探索到了可喜的苗头，列举病例两则。

王声荣，男，60岁。1975年起，上腹部反复疼痛发作，但仍可坚持日常工作。自1988年夏秋开始，病情加重，他前往医学院作检查发现十二指肠球部溃疡并胃粘膜脱垂。患者住院治疗一个月后病情缓解，出院回当地后病情复发。两年来，该患者多次住院治疗，但病情未能控制，夜间腹痛频繁，导致入眠欠佳，食欲差，体质日渐消瘦。1990年11月5日该患者开始接受理筋法调治，施治后腹痛由减轻乃至消失，夜间入眠转佳，食欲增加，精神好转，调治两个多月，体重由95斤增至123斤，临床治愈年半以来，疗效一直保持稳定。1991年11月复查胃镜，十二指肠溃疡灶已愈合。

患者刘某某，男，49岁。因积劳成疾，患萎缩性胃炎，口苦厚苔，饮食无味，体质消瘦，周身酸痛，两下肢足跗浮肿，失眠多梦，精神不振，曾到过北京、广州等地的多家医院诊治，疗效欠佳。1989年6月患者选择经筋疗法求治疗，采用理筋调机法施治60多天后，患者觉全身舒适，夜眠良好，食欲增加，体重增加，体质复壮。

七、理筋法治疗外邪痧气入膝袭筋

“天人合一”是我国传统医学的重要观点之一。外感“六淫”入膝袭筋，是我们临床诊治病中的一组常见疾患，笔者几年来，以

“疏膝理筋”的方法诊治痧气之症，疗效满意。患者张永祥，男，23岁，军人，因患外感痧症，全身不适，发烧38.5—39℃ 10天，伴咽肿干渴，曾于驻军医疗单位肌注青霉素7天病情如故。转到我室，用“三联疗法”施治，施治毕觉全身舒适，复测体温由38.5℃（腋温）下降至正常范围，次日主动前来报告疾病已愈，复查结果情况属实。

八、理筋法治疗肌筋性眩晕症

肌筋性眩晕，是“隐筋症”系列的常见疾患之一。本症由于伤筋“筋急”挛缩性交替收缩不均衡，特别是头颈的肌筋收缩不均衡，导致患者感觉头部的轴心不稳定而发生移动感，出现“筋性眩晕”，本症的眩晕特点，以头部感觉左右摇动为主要表现，无天地旋转症状，常起病于受凉、外感等之后。头颈部的“伤筋”阳性征是本症的主要临床依据，予理筋法施治，疗效显著。

典型病例：患者黄某，男，40岁。患外感发烧，经常规医疗处理后，外感病症消除，但40多天来，眩晕症症状未消失，不能出工劳动。血压正常，身体健康。经筋查灶，见头部颞肌、耳肌及颈项肌结灶阳性征，予综合消灶法施治两次，症状消除。病愈一年，未再复发。

九、理筋法治疗筋性类冠心病

“筋性类冠心病”在临床较为常见。患者以胸部隐痛至剧烈疼痛为临床主要表现，但通过询问心脏病病史、即时检查、监护观察及追踪检查等手段均可排除冠心病的诊断。本症的经筋查灶阳性征最常见好发于背部的肩胛间区段、左胸第五肋胸大肌下束附着点及两乳头间线中点的“腋中穴”。在排除心脏器质病变的前提下，查及上述部位阳性病灶，以综合理筋消灶法施治，治疗效果显著。

典型病例：患者黄某，女，50岁，干部，素体健康，无高血压病史，近年体检未发现患心脏病迹象。1990年8月12日起，自觉心胸相引性难受，左胸下疼痛，于驻军医院、当地医院作有关检查，均可排除心脏实质病变，按心绞病服用扩冠解痉止痛剂，疗效欠佳。病情持续四天，试向经筋医疗求治，查见背棘肌、左胸五肋的贴近胸骨边缘处及膻中穴，存在经筋“结灶”阳性体征，以理筋法施治，病症立即缓解，施治两次，病状消失。观察两年，疗效巩固。

十、筋性类胃痛症的经筋疗法

“筋性胃痛症”系筋性“病灶”于胃、十二指肠区域或附近，筋结产生的疼痛、酸胀、热感、顶心感、饥饿感等，貌以胃痛、胃炎、溃疡病症状表现，但胃肠道的直观及有关辅助检查阴性。本病症临床亦比较常见，投入胃肠药物治疗，疗效欠佳。以“经筋查灶法”查出“筋结病灶”，用“消灶”治疗，疗效显著。

典型病例：何某，女性，26岁。自诉，胃区疼痛年余，疼痛发作同气候变化及工作劳累关系密切，但无反酸、暖气表现，疼痛时平卧舒适，活动时症状明显。胃镜检查未发现器质性病变，曾服用多种胃药，但疗效欠佳。查灶：右腹直肌上端及其下降至肋弓顶尽缘处见索样“结灶”，予综合消灶疗法，施治两次，病症消除。

十一、筋性类肾绞痛症的治验病例

患者彭某，男，34岁，医务人员，1992年4月12日，觉右腰肾区剧烈疼痛难忍已三天。疼痛放射向阴部右侧，似觉尿濒感，但无尿之濒急，不发烧，既往无腰痛反复发作及腰部扭伤病史。起病后注射杜冷丁100mg，病情缓解五个多小时，继而疼痛持续不解。通过尿常规、腰部X光片、B超检查等手段均未发现泌尿系阳性病征。查灶：右最长肌及胸腰筋膜右侧呈筋性“结灶”，予综合“消灶”法施治两次，疼痛消除，次日照常上班工作，四个多月来未复发。

十二、筋性慢性疲劳综合征的经筋疗法

慢性疲劳综合征（CFS），一般常以流感样症状突然发病，尔后出现进行性的严重疲劳。该病多见于30岁左右精力充沛积极好动的妇女。但因目前没有任何化验室有阳性发现，故它究竟是什么样的疾病一直有争议。美国斯帕拉德莱与范宁加合著的《疲劳综合征》一书，对本症做了广泛性社会调查，从工作压力、家庭、职业以及本病症的症状表现等作描述，强调从工作环境、心理因素等加以调治，丁尔孟博士指出：“本病症的患者人数不详，美国疾病控制中心对CFS的诊断标准为：突然发生的流感样症状，继之出现疲劳，持续或反复发作至少半年；疲劳的程度至少足以减少病人活动度一半以上。此外，还必须有其他症状如头痛、关节痛及各种各样心理主诉，如抑郁、失眠等。”（《健康报》1991

年2月21日）

笔者在开展“经筋病候临床研究”时，接诊患者的主要症状有重度疲劳、肢体困乏、劳动力显著降低，伴抑郁或烦躁、睡眠多梦等，经筋查灶可见头颈、身躯及肢体的多个部位存在不同程度的阳性“结灶”；询问病史，于近期有过上呼吸道感染症状，病情易在环境气候变化时症状加重，化验室检查时没有任何阳性发现，病程短者半年，最长四年，诊为“筋性慢性疲劳综合征”（CFS）。这是一种非连锁反应的“复合型”伤筋病症。由于较长时间基本丧失劳动能力，本症曾被群众称为“懒人病”，得病者多为30岁左右女性，发病率在自然人群中不算少数，属常见多发病症，药物治疗，疗效欠佳；综合理筋疗法，疗效显著。据系统治疗观察148例，最短施治三次，最长14次，平均5次，疗程平均一个月，治愈率90.4%，显效率7.6%，有效率2%，总有效率100%。

病例择举：潘某某，女，23岁，农民，患全身酸痛、肢体乏力，基本无劳动能力，长期不能参加劳动，伴失眠头晕头痛18年，曾多方求治。经筋查灶诊为广泛性伤筋合并疲劳综合征。通过清灶理筋疗法施治12次（前后历时35天）疾病痊愈，疗效观察至今年未见病情复发。

十三、筋头炎性关节炎的经筋疗法

肩、膝、肘、腕、指、趾及骨关节之间的疾患，属临床上的常见多发病症，临床医学，对本类型疾患的病因分类中，没有提到“筋头炎”所致的病因学分类问题。笔者在展开“经筋病症”临床研究中，对于临床曾被医界诊为慢性风湿性关节炎、变形性关节炎、渗出性关节炎等且药物治疗效果欠佳的患者，进行研究考查，发现这一类疾患的绝大多数病例，以“尽筋头炎”的慢性非化浓性炎症为其主要致病因素。按“尽筋头炎”进行综合理筋法施治，获得显著疗效。据系统治疗观察102例，其中膝关节疼痛62例，踝关节疼痛28例，指趾关节微腱炎10例，膝节骨质增生2例。病程最短7个月，最长8年，均经多方求医，病情如故。X光片及化验结果，可排除类风湿性关、骨与关节结核、慢性化脓性痛症。经筋查灶，可查及肌性“尽筋头”、微韧带、关节凸面筋膜等具有显著的“结灶”形征，以综合消灶法施治，初次刺激，局部的疼痛反应比较强烈，但3—5天后，疼痛显著消除，肢节活动功能明显改善。按治疗常规，3—5天施治一次，3—5次为一疗程；本组病例最短治疗3次，最长治疗8次，平均4次，临床治愈16年不复发者92例，显效8例，有效2例。

“筋头性关节炎”，是指肌腱、韧带、徽腱、筋膜等附着于关节两端的骨粗隆部位，由于机体活动时，这些部位的牵拉性应力比其他部位负荷较重，受摩擦、牵拉、损伤的机遇较多，发生慢性非化脓性炎症，形成“筋头性慢性关节炎”的病征。由于炎症渗出，导致关节不同程度的肿胀以至积液，形成渗出性关节炎的类型，如“筋肉挛缩”可成为“筋性变型性关节炎”。

“筋头性关节炎”，由于其病变的部位贴近骨膜，临床的疼痛症状比较强烈，活动能力受限较大。中医所称的“筋痹”、“着痹”、“骨痹”、“寒痹”等，属本病征的类型之一。《黄帝内经》记载：“关刺者，直刺左右尽筋上，以取筋痹，慎无出血。”所谓左右尽筋上，即“筋之起止端”，从力学观，看问题，“尽筋头”最受力，易于损伤，尽筋头刺治，刺达病所，痼疾乃除，疗效最佳。

典型病例：患者，农某，女性，45 岁，患左膝关节肿痛历时六年，曾于关节腔抽出渗出性橙色积液，局部消肿，但疼痛始终不解，药物治疗，控制症状不满意，况且副作用造成的水钠液，留及消化道刺激难以承受。查灶“见膝周肌腱附着”尽筋头“与附韧带”结灶，予“综合消灶”法施治三个疗程，病症解除，临床治愈，观察一年病情巩固，未再复发。

第二节　经筋疗法的临床应用研究

一、经筋疗法的渊源与发掘意义

我国的经筋疗法医术起源于中医古典《黄帝内经》。《黄帝内经》叙述的经络学说包括两大理论体系：由十二经脉、奇经八脉及络脉组成的经脉体系，由十二经筋、十二经别及十二皮部组成的经筋体系。经脉体系是针灸疗法的基础理论，它已获得长足的发展。经筋体系是中华经筋疗法的基石，但它一直沉寂于两千多年的历史长河中至今未得到系统性地发掘整理、开发应用。中医教科书认定“经筋”是“经络”的连属成分，即经络的内涵之一。因此，发掘经筋理论及其具有医疗实用价值的经筋疗法医术，具有现实的积极意义，而且对于推动传统医学向人体科学新的领域伸展，适应时代需求，无疑具有深远意义。黄敬伟教授致力于经筋医术的发掘研究，并撰写了我国第一部《经筋疗法》专著。

二、人体经筋生理病理基点的探索及认识

从生物力学结合中医古典《十二经筋图形》标记的生理“筋结点”对人体动态活动过程，经筋医疗研究认定，机体的动态活动具有犹似古典十二经筋图像的线力作用，当这些线力群牵拉力超阈限地作用在其两端的应力点时，便可导致应力点发生病理性的“筋结病灶”即病灶点。尔后由点到线、由线到面、再由面的一维向多维化演进，最终导致经筋病变点、线、面及多维性病变系列的形成。这就是人体经筋体系生理病理的基础。

三、创立“经筋查灶法”应用于临床产生的医疗效应

根据上述的病理性“筋结点”及经筋病变系列具有特殊形征可查的特点，经筋疗法借助于对这一特点及其演变规律的认识，创立了“经筋查灶法”。

1. 经筋查灶于人体发现了200多个功能特殊的“经筋腧穴”群的分布规律。这些腧穴的查明，不仅填补了古典十二经筋在固定治疗穴位方面的空白，对扩大针灸临床新腧穴也具有积极作用，同时根据经腧俞穴的“筋结点”特点，在临床施治时能起到施治直达

病所、得气显著、起效迅速的作用。经筋查灶法对于经筋病症具有良好的疗效，弥补了医疗设备对经筋病灶的特异性的诊断和治疗的不足。

2. 经筋查灶可有效地揭示经筋病变的累及性、累及演进性、压迫性、牵涉反应性、症状类似性及隐蔽性等特点，成为现行医疗薄弱环节的有效补充。例如由于筋病发生的部位同实质脏器部位重叠或牵涉反应等，就会造成筋病同脏器病变的混淆性疑诊或误诊。经筋疗法现已查出并临床治愈了40多种“隐筋症”，说明筋性病变是多种难治病及病因未明病患的常见致因之一，例如肋端综合症，Mcbeath氏1975年首次发表，称为罕见、病因不明、极易误诊的疾患。经筋查灶发现其存在三种类型的筋性致因，用经筋医术治疗获愈，治愈病例组的疗效明显优于其他疗法。

3. 经筋查灶从人体乃到生物机体来研究经筋枢转功能失衡的课题，从中获得了对机体动态活动可导致机体因素致病的新认识，揭示出筋性的新疾病谱，如筋性少阳经症（颈段性）、腹缓筋病、腰腹腿三联征、“尽筋头”炎性关节炎、指趾微筋炎等，用经筋医术治疗，具有独到疗效。例如腹缓筋所致的慢性腹痛病例，针药及诸多疗法难以奏效，用理筋法施治，直达病所，疗效明显。经筋医术揭示了机体自身因素致病的原因，显著提高了非药物疗法的临床疗效。

四、建立经筋辨证论治的综合疗法

由于古典经筋疗法原始形态的治疗方法不能适应当今社会的需求，黄教授在发掘这一医术过程中，继承古人的经验，又在发掘研究经筋“筋结点”具有点、线、面及多维演进性分布规律的基础上，将古典的“以痛为腧”改为“以灶为腧”并作为诊疗法则，采用“手法+针刺+拔罐+辅助疗法”的四联疗法手段，构成“综合消灶—系列解结—多维解锁—整体调机”的新型诊疗体系，其特点是运用独特的医疗手段进行舒筋解结，令肌筋获得显著松解后，遗留的病灶位置充分暴露，再以“固灶行针、一孔多针、局部多针、透针穿刺、移行点刺、尽筋分刺、轻点刺络、快进快出”等多种新式针法刺治，起到系列解除经筋病症的作用，尔后再辅予药敷拔罐等以补益增效。在充分运用传统单项治疗的基础上，发挥“多项群体协同功效”异途用归的作用。它同针灸疗法相比较，更显出其特色。此外，本疗法根据经筋病变具有多维特点而建立的多维解锁，具有“顺筋摸结、逐一解结”的医疗特色，对筋结病变系列能起到原发与继发、“标与本”并除的功效，提高了非药物疗法的临床疗效。例如，颈腰椎体骨质增生病例，经筋医术施治次数虽少，但临床治愈巩固多年而不复发。

五、经筋医术综合医疗效应的临床应用举隅

根据筋挛压血经脉，影响脏器功能，而舒筋可以活络，对脏器功能具有康复作用的论述，经筋疗法把它扩大用于治疗脏腑实质病变，尤其对胃肠疾患的溃疡病、浅表性胃炎、萎缩性胃炎及胃肠功能紊乱等疾患的治疗收效显著。其中值得推崇的是，当这些病例药物疗效欠佳时，经筋疗法的疗效特别显著。经典病例如某十二指肠球部溃疡患者，病史 15 年，药物治疗不仅症状不能控制，而且机体

日渐衰弱。改用经筋疗法施治（断用一切药物）65 天，腹痛完全消除，食纳递增，体重由 47 公斤增至 62 公斤，体质复壮。半年后胃镜复查，见溃疡病灶已愈合。本方法体现了内病外治，促使脏腑功能好转、器质病变逆转的医理。

经筋疗法潜伏着诸多探索人体科学有价值之内涵，特别是它既联系针灸又区别于针灸的特色，具有广阔的发展前景。

第三章

经筋医疗常识

一、了解经筋医学，首先要了解经筋医学与解剖学的关系

人体是一个有机体，而且是一个活性多维立体的结构体。现代解剖学从对尸体的解剖中，解释了人体物质组织器件的一般形态结构状况，但未真正解释人体结构的实质与本质。（1）尸体的人体组织器件，同活性人体的组织器件有很大差别。（2）解剖学将人体的组织器件通过人为的分割来了解，这同活性人体的组织器件及组织系统之间的关系是不一样的，即不能真正反映出活性人体有机联系的实质，也不能从器官结构中，了解器官的功能。因此，解剖学缺乏结构与功能统一的科学环节。（3）人体组织器件及组织系统之间，存在着有机联系，形态解剖学不能直接反映出这种联系。（4）人体组织器件及组织系统之间，存在着生理、病理的依存与转化过程的关系，解剖学则缺乏反映这种关系。因此，现代医学，从人体结构到人体病态反应，形成十分复杂的中间环节，要了解、解释这些中间环节，非常困难。

二、经筋医学在相应医学环节上，体现出简便实用、能解决难题的特点

中国古代经筋医学，积累了我国几千年的医学文化精神。（1）

《易筋经》提出“筋是连结人体形骸之物”的定论，这与现代医学“软组织”的概念完全不同。（2）经筋医学叙述人体筋性组织结构与功能统一、结构与运动统一的定论，不仅在人体的物质结构方面，充分体现人体结构的特点，还充分反映出人体结构与人体动态组织具有力学原理。例如，十二经筋图线结构中就有至今未能完全解释的科学原理。（3）经筋医学指出的人体组织渗融性结构，虽然较难理解，但如果理解它的内涵实质便产生巨大的医学应用价值。例如《类经》提到经筋“联缠百骸”“筋会于节”的定论，在字面上比较简化，但在内容上就充满着深奥的医学内涵。经筋疗法，充分发掘与阐述这一内涵，从中明确，除了外伤造成的伤筋动骨的情况以外，一般的劳伤，首先是伤筋为先，骨伤在后，明确了治骨先治筋，正筋必然带来骨正的结果。它对目前医疗上只着眼于治骨而忽视筋性组织劳伤的医疗偏向，具有启发与导向的作用。（4）经筋疗法首创将经筋组织作为人体经络反应的载体应用于临床，揭示出经筋组织劳伤形成“筋之聚结”而表现出来的“筋结”病灶体是造成人体多种难治病的筋性因素致病因子，首次发现人体难治病的筋性致因。它为“从筋治愈人体难治病”提供了科学依据。这是经筋医学独家首创，是我国传统医学的一大进步，它对促进人体健康事业的发展，必将载入史册。（5）创立经筋手式扫描“经筋查灶法”应用于临床，弥补了目前医疗仪器对于筋性病变缺乏有效显影及确诊能力的不足，而且在实际医疗应用上，有效解决了人体筋性疾病的有效检查方法，解决了临床上许多症状混淆性、疑诊性及误诊性的医疗难题。（6）经筋医疗创建的综合理筋及“固灶行针”的经筋针刺治疗方法，显示出“非药治病胜药治”的新特色，提高了临床医疗效果。

三、经筋疗法治愈颈椎腰椎病的医理阐解

壮医经筋疗法全面收集了千百年来流传于壮族民间具有治疗人体筋性病症且疗效显著的壮医经筋医术，结合经筋医学的理论并在实践中得到验证。

该疗法遵循《易筋经》提出的“筋是连结人体形骸之物”，及《类经》提出的“经筋联缠百骸、维络周身、筋会于节”等理论，认定经筋组织的节段性结构，是人体物质结构的基础物质；在筋性组织结构的基础上，人体所有的骨骼及关节，都是由筋性组织将它们联缠起来，首先构成人体关节的节段性结构，再由节段性关节构成关节链。人体的肢体，由关节链连续构成，人的躯体，也是由筋性组织将不同形态的骨骼联缠起来才构成的。因此，人体无论是颈椎、胸椎、腰椎及四肢，都是由筋与骨两种物质组织联合及复合结构构成。颈椎、腰椎、四肢关节的病变，都是筋与骨两种组织病变的复合物，单纯的骨质病变发生比例非常少。这是因为：（1）骨性组织的固定及稳定性，依靠筋性组织来维持，任何骨骼都不具备自主性运动与移动的能力。（2）人体的中枢神经发出指令，人体要进行某一动作，首先由神经指令相关的肌筋伸缩，来实现人体活动所需要的条件。因此，人体肌筋在人体运动过程中所承受的张应力及牵拉性应力非常频繁，故肌筋劳伤是人体首要的常见病症。（3）筋性组织发生慢性积累性劳伤之后，机体会产生保护性反应令肌筋自然收缩。肌筋的收缩，既是保护机体的反应，又是病变的表现，特

别是肌筋在强烈收缩状态下，它对末梢神经产生超阈限的压迫性反应，人体会出现疼痛症状。这种筋性聚结收缩压迫末梢神经的痛症反应，目前无论是中医或西医，都缺乏有效的诊断与识别能力，医疗仪器的 X 光、B 超、CT、核磁共振及化验等，也缺乏显影和确诊能力。因此，目前在医疗上出现“张冠李戴”的疑诊、误诊并非罕见。（4）经筋疗法，以它对古典经筋理论的认识，创立经筋查灶法应用于临床，有效而准确地触查到肌筋聚结形成的“筋结”病灶体，并能区分病灶体的大小、软硬程度及分布规肆，为经筋医疗提供了科学依据，有效地解决了目前医疗对筋性病症缺乏确诊的疑难课题，显示了经筋疗法独具一格的特色。

四、经筋医疗问答

在历代医书上对经筋医学及经筋疗法鲜有记载，两千多年前《黄帝内经》记载的经筋理论和经筋医术一直沉寂在历史长河中，至今未能很好地开发和应用，在临床上更无经筋疗法的实际应用。20 世纪 80 年代，黄敬伟教授在广西开展了经筋医学和经筋疗法的科研、教学和推广应用，广西各地的人们逐渐对经筋医术有了认识。随着黄敬伟主编的我国第一部《经筋疗法》出版，黄敬伟开始在北京及全国各地开展经筋医学和经筋医疗知识的科研、教学和推广工作，至今已有二十一年，经筋和经筋疗法这个名词越来越被人们所关注和熟悉，经筋疗法在国内外迅速地传播开了。但是，什么是经筋？什么是经筋疗法？人体的十二经筋，它与中医的十二经络有什么关系？人们对于经筋医学和经筋疗法还是知之甚少。平时人们都将筋与肌腱联系到一起，以为筋就是肌腱。其实这与古人所说的“筋”有很大的不同。汉代许慎指出：“筋，肉之力也。从力，从肉，从竹。”“筋是连结人体形骸之物”。意思是“筋”不仅仅只是肌腱，它的内涵更广泛，其中包含有肌肉、肌腱、韧带等，它们都是附着在骨头的表面和周围的软组织的总称。人们常说的抽筋是肌肉及周围软组织的挛缩，而不单是肌腱的痉挛。古人的养生功法“易经筋”的“筋”也是以上筋的原意，“易”就是改变、变换之意，“易筋”就是改变我们僵硬挛缩的肌肉，使之变为柔软而且富有弹性，而不是只改变肌腱。那么什么是“经筋”？为啥在筋之前加上“经”字？人体是直立长偏圆形的结构摸式，从解剖学我们知道，人体的肌肉多是纵向排列的。纵向就是人们常说的经线，所以在筋的前面冠上一个“经”字，即为“经筋”，以此来解释筋在人体的分布。古人将经络比成是身体气血运行的通道，是人体生理功能十分重要的系统。古典医书《黄帝内经》将与人体脏腑密切对应的经脉分成手足三阳三阴十二条经络。而经筋是经络的连属成分，经筋是与经络相对应的，也称手足三阳三阴十二经筋，十二经筋就是包裹着通道（十二经脉）周围的组织。若经筋组织发生病变，就像通道周围发生崩塌会影响通道的流通一样，会造成经脉气血运输的阻闭，导致人体出现疾病。人体十二经脉功能是否正常是靠十二经筋功能是否正常来维系和保证的，反过来说，经络气血运输是否畅通，也关系到周围组织是否得到充分濡养，影响到经筋的健康和是否能正常发挥其功能作用。《黄帝内经》指出“筋与脉并为系”，以此说明了经筋与经络既互相影响又相互制约，它们之间是鱼与水的关系。

长期以来，临床上中医对于疾病的诊断很多是从经络的角度分析病因，更多地强调经脉的阻闭因素，忽略了经筋的因素。这无疑给临床上常见疾病的诊断和治疗容易造成误诊和治疗上的困惑。而实际上，人体经筋如果出现拘挛或者驰纵不收，都会导致人体的各种不适，影响脏腑功能的正常作用，就会导致各种疾病发生，这就是人体疾病的筋性致因。认识了经筋与经络的关系，进一步了解经筋在人体的地位和作用，深入研究经筋组织病变的成因及演变规律，就为经筋医疗开辟了一条从筋治逾人体各种疾病的医疗新途径、新篇章。

（一）什么是经筋?

经筋是人体筋肉系统的总称，它包含人体的十二经筋、十二经别、十二皮部，同经脉名称相对应。中医认定经筋是经络的连属成分，并与经脉结成“筋与脉并为系”的有机联合体。黄敬伟教授认为经筋包括人体的皮肤、肌肉、肌腱、肌膜、韧带以等，是人体最庞大的组织器官。它对人体起着保护、填充、连结、支持、缓冲、营养运输及防御功能。

（二）什么是经筋疗法？什么是黄敬伟经筋疗法?

经筋疗法是针对人体经筋疾病和由筋病导致人体其他组织疾病的治疗方法，它是以人体经筋病变形成的“筋之聚结”的病灶体作为施治对象的一种非药物的治病方法。

黄敬伟经筋疗法是由著名中医、壮医专家黄敬伟教授创立的具有鲜明特点和独特疗效的治病方法。黄敬伟经筋疗法不同于传统的各种疗法，与目前流行的各派经筋疗法在手势手法、诊疗方法和治疗效果上有明显区别。黄敬伟经筋疗法的诊治方法是以经筋查灶、顺筋摸结为先导，以理筋缓结、舒筋活络为前提，贯彻“以灶为俞”的原则，采用“固灶行针、一孔多针、深浅病灶分刺、移行点刺、点刺斜刺结合、快进快出”的特殊针法作为治病的重要手段，以经筋穴位药敷拔罐为补益增效的综合治病方法，又称“四联疗法”。

（三）经筋在人体的地位作用

1. 经筋连缀百骸，人体有 206 块骨头，由筋将它们缠联在一起，固定骨架，构成人的形体形骸。

2. 经筋缠连肢（指）节、颈椎和腰椎，在肌肉伸缩和肌筋的牵拉作用下，人体能做出各种动作。

3. 经筋内固脏腑，人体各个内脏器官都由肌筋将它们固定在人体内的相应位置，并且由筋膜包裹分隔，形成胸腔、腹腔等。

4. 经筋着藏经脉，固元化生，营运气血，濡养肌肤。

5. 经筋维络周身，人体整个表面由皮肤涵盖，护固形体，外应天序，抵卸外邪入侵。

6. 经筋内联五脏六腑，调节肌体内外环境平衡。

7. 经筋联络髓海，调节人的精神活动。

8. 经筋提供人体疾病检查诊断及施治的具体部位，又是调节肌体和提高疗效的必要条件。

（四）经筋病症的概念

经筋病症，是人体由于外界环境因素（如气候、外力），或自身因素（如劳累）的作用下，导致人体筋肉系统发生病变，形成“筋之聚结”的经筋急慢性劳伤的表现症状和病理体征、功能障碍及其对机体整体影响的临床征候群。

（五）经筋病症的病因病理转机浅析

1. 经筋受外界异常气候变化因素影响。异常气候即风、寒、暑、湿、燥、火，皆可成为致病的邪气，以风、寒、湿三邪为筋病最为常见的病因。肌体遇寒，首先毛发收缩，随后肌筋挛缩，导致经脉不畅。若肌筋挛缩不解，会产生“筋之聚结”，形成凝块或结节的病灶体，这就是经筋病变的体征表现。体弱患者对气候变化异常敏感，尤怕寒邪，寒邪入侵造成卫气受伤，肌腠闭塞，体内气机枢转失调，继而引发疾病，这是外邪侵袭的特征。

2. 外界力学作用因素。机体受到外力作用，如挫、擦、捩、碰、撞、击等作用时，肌筋受伤，轻者发生气滞血瘀肿痛，重者损筋削肉、骨折或伤及脏腑，这是经筋病症常见的外力致因。

3. 机体自身活动的动、静力学因素。机体于空间的一切活动都离不开肌、筋、膜、带的参与，都具有活动量度及方向性的生理制约，凡超越生理性负荷的活动都会造成肌筋的损伤。肌、筋、膜、带在机体活动过程中形成牵拉应力线和应力点（附着点），当牵拉应力线“超阈限”地作用于应力点时，便会造成应力点的损伤，继而由点到线、由线到面、由面的一维向多维化演进，最终导致经筋病变系列的形成。另外，机体若长时间处于静态体位，亦可发生静态肌筋损伤，造成体内不协调的隐蔽的“内伤”性疾患。

4. 情绪及疾病累及因素。人的情绪因素，如情绪浮躁、思虑过度、长期紧张等，都会对肌筋产生影响，以肌筋紧缩为临床主要表现。另外，机体的一些疾病也会累及经筋病症，如齿源性的颞肌疼痛，眼源性的头痛等，也是常见的累及性筋病病因。

5. 机体“四维相代”因素。人体扁圆形的立体形态结构，若因某一局部肌筋的损伤，由于机体的“制痛”反应，无论是自然反应，还是强制性反应，不只会发生一个侧面的累及，而是四个侧面的累及（即四维相代累及）。

6. 经脉“节交会”调控失衡因素。经脉“节交会”是指经脉系统运输气血，自脏腑至供给的组织（器官）之间，设有级次的“交与接”“供与泄”的特殊构造装置，这种装置就称之为“节交会”。“节交会”的调控失衡也是导致肌筋病的致因之一。

7. 机体“气街”节段调控失衡因素。“气街”概念，是我国传统医学关于机体气的枢纽（中枢），对其所管辖区域进行节段性调控方法的论述。“气街”节段调控失衡也是引发肌筋病的常见病因。

经筋损伤后的痉缩性是经筋病的病理、病机基础，而肌筋痉缩呈现可查性的阳性体征。经筋病症，是在内外因作用、机体反应的情况下产生的，主要是肌筋痉挛，导致气滞血瘀，局部形成病灶，成为机体遭受恶性刺激的根源，继而影响机体的功能，最后导致经筋病症和各种疾病的发生。

（六）经筋病变的阳性体征表现

经筋病灶，同经筋组织成分、结构、原状、病情轻重、病程长短、机体状态等有密切关系。经筋病灶的病理基础是“筋结”为患，其特征常分为四种类型：病灶点、病灶线、病灶面及多维性病灶，经筋病灶就是经筋病变后出现的不同形态体征表现。

1. 病灶点。好发于肌筋的“左右尽筋头”上，和成角点、交叉点、摩擦点、受力点、小骨粗隆、骨游离端、关节周围及皮节点等。病灶呈粗糙样、小颗粒状、结节或“痛性小结”。小者若芝麻、小米，中者如绿豆、黄豆，大似蚕豆、马钱子般，边缘界限清楚，多呈硬结状，触压疼痛异常敏感，躯体分布较广。其病灶出现，同经筋病变部位吻合，但有主次及先后症状表现之分。例如股内外侧远端的尽筋上，常见其病灶出现；病灶点的大小与病情呈正比关系，当其病情向上，则上段病变上升为主要病变表现。

2. 病灶线。是常见的复合性病灶，好发于骨缝线及筋膜线上。如颞上线、项上线、人字缝、胸骨正中、腹白线、半月线及脐下“五皱壁”等。此外，肌筋纤维病变亦可见线性病灶。病灶呈线样、片样、香骨样、索样、梭样，线性病灶常伴存点形病灶。

躯体及肢体的经筋按力学线循行，是线性病灶的特殊表现形式。沿着经筋线作检查，可查到“经筋各有定位”“病各有所处”的远程病变规律。如足太阳经筋病变，可自颈、背、腰、臀及大小腿至足底，查出远程的节段性病灶。

3. 病灶面。病灶在肢体或躯体的同一平面上出现，称为病灶面，是多经并病的一种病变表现形式。是肢体动态活动具有合力和线力作用关系形成，病灶面一般有两条病灶线并存，多者呈三线病灶平面分布，但并非在同一个平面上，病灶与三阳经或三阴经的经线并非绝对重合。例如臀部外后侧这个平面区域常可检查到三个病灶并存，但这个区域，主要是足少阳经循行。因此，病灶面的查灶，不要拘泥于按经线循行检查，应以肢体动态活动的力学观来进行检查。

4. 多维性病灶。多维指具有两个平面以上的构体。以躯体及肢体前后左右四个侧面为四维构体；以阴阳拮抗而论，则为两维构体。在机体的动态活动中，发生阴损及阳、阳损及阴的肌筋损伤极为常见。因此，经筋医疗确立了多维性查灶及治疗方法。例如：颈肩臂三角筋区的多维病灶，腰、腹、腿三角筋区多维病灶。腰上下三角筋区的病变经常发生联系，故多维性病灶的检查及施治方法，体现了经筋疗法具有整体辩证观。

（七）经筋病灶的好发区

1. 头部：眶膈筋区、额筋区、颞筋区、耳筋区、枕筋区、颅顶筋区、面筋区。

2. 颈部：颈前筋区、颈后筋区、颈侧筋区。

3. 肩背部：岗上筋区、岗下筋区、肩胛间筋区、华佗夹脊。

4. 腰臀部：臀筋区、骶筋区、臀外侧筋区、腰三角筋区。

5. 胸部：胸骨筋区、胸肋关节筋区、锁骨下筋区、外侧胸筋区、肋弓筋区、剑突及游离肋骨筋区。

6. 腹部：腹浅层筋区、腹深深层“缓筋”筋区。

7. 上肢：肩筋区、上臂筋区、肘筋区、前臂筋区、腕筋区、指撑关节筋区。

8. 下肢：大腿根筋区、股三角筋区、股筋区、膝关节筋区、小腿筋区、踝关节筋区、跖趾筋区、足底筋区。

（八）经筋病症的临床表现

1. 一般症状：以酸胀、滞重、困倦、疲乏、局部发麻、痹痛、乏力感及不同程度的动能障碍等，都是常见症状。

2. 特殊症状：指经筋病变形成的筋结病灶体产生的对机体的恶

性刺激，以及肌筋挛缩病变产生的累及性、累及演进性、隐蔽性、收缩失均性、症状类似性、牵张性、牵涉反应性、凝结性、压迫性等的临床症状表现。

（1）筋性疲劳综合症：此症乃是广泛性肌筋挛缩导致全身重度疲劳，伴有头晕头痛、情志异常、失眠多梦、纳呆及胸腹不适等，但化验和相关检查却呈阴性的病症表现。

（2）筋性眩晕症：此症由肌筋收缩失均衡性所致，尤其头颈部的肌筋伸缩失均，出现头晕目眩及摇晃感的症状表现。

（3）筋性视力减退或阵发性朦视，主要由眶膈区及颞区的肌筋挛缩所致。

（4）筋性类似病：此症由于肌筋筋结病灶与脏腑的位置重叠，造成牵涉反应导致经筋病变临床症状酷似脏器病变表现，如筋性梅核气、筋性类冠心病、筋性胆肝综合症、筋性类胃痛、筋性类肾绞痛、筋性腹痛、筋性类风湿关节炎等。

（5）隐筋症：即隐蔽的经筋组织病变，常导致临床上疑诊或误诊为难治病，也是导致原因末明疾患的原因之一。如肋端综合症、慢性疲劳综合庭（CFS）等。

（6）筋凝症：指肌筋长期挛缩形成固结的病症，类似现代医学的肌凝块症，临床上出现相应的局部锐酸症状及肌筋结块体征。

（7）筋性累及症：经筋病变自身累及、经筋病变累及其他组织或其他组织病变累及经筋等多种内涵的病症。少阳经肌筋挛缩的病灶，可累及头面部及肩臂，出现少阳经偏头痛及肩臂综合症；背胸的足太阳经筋病变，可形成“心胸相引”症；等等。

（8）筋性后遗症：指中风后遗留下的单纯性肌筋病症，它与脑病偏瘫并存但有区别。

（9）冷感与“冷症”：即经筋局部病变导致的气血阻滞，患者的患部有冷感（冷症）。

（10）筋性紧张综合症：是指广泛性的肌性肌膜劳损导致肌筋挛缩反应，临床上可出现紧张综合症，如骨骼肌筋紧张综合症、紧张性疼痛等。

（九）经筋病灶穴位特点阐解

经筋病灶穴位，是经筋疗法用来调节机体动态活动、功能平衡，从而实现人群却病延年目的的特定医用治疗部位。俗称施治穴位或治疗腧穴。它在医疗性质、分布部位、形成结构、产生机制及施治应用等方面具有以下特点。

1. 经筋穴位是中医经络腧穴的组成部分，具有调节人体的气血、阴阴平衡功能，是中医阐述人体科学理论的重要组成部分。

按照中医经络学说理论，经筋乃经络连属成份。“筋与脉并与系”，十二经筋是十二经脉之气聚结散络于皮肉筋带及肢节的筋肉体系。这一体系在组织结构上“维络周身”，在功能上，具有“内护脏腑”“外应天序”的作用；同时，肌肉的伸缩活动，是保证机体能够进行“趋翔”活动的必要条件。因此，人体的动态活动离不开筋肉体系。经筋疗法掌握这些特定部位的分布规律，以综合理筋、针刺等医疗手段，发挥经筋穴位的医疗效应，开创“以筋活络”先河。

2. 经筋穴位是经筋病理状态的一种反应点（部位），具有特殊形征可查的特点。经筋疗法创立的手式扫描“经筋查灶法”，是定性查出人体经筋穴位的有效手段和工具。

《类经》指出，经筋是“联缀百骸”“维络周身”的组织结构。阐明它同经脉的主要区别是“中无有空”“各有定位”。《灵枢》“天年”“刺节真邪”等篇章指出，肌肉及关节的“解利”，是肌筋的生理常态；而“筋挛”“聚结”等便是经筋病态形征表现。“坚而紧者，破而散之，气下乃止”，此所谓“解结”的施治法则。《灵枢·卫气》强调“解结契绍于门户”的早期治疗，并美其为“无惑于天下”之良策。壮医提出以消除病灶来根治疾患的治疗原则。关于经筋查灶检查方法，《灵枢·经筋》提出“以痛为腧”的理论，《灵枢·四时气》提出“得气穴位定”的检查定位方法，《灵枢·背腧》谈及“应在中而解”的检查经验，《灵枢·卫气》提示“必先按而在久应于手”的手触查灶法秘诀。现代医学对经筋（现代医学称为“软组织”）的特殊病理表现有共识，提出其形态表现存在“结节”“痛性小结”“肌组织炎”“肌凝块症”等；但对其形态特点探究较少，而X光、B超、CT乃至核磁共振等，对经筋的分辨力较低。因此，经筋病理状态反应的特殊形征表现，例如其所处部位、形态类型、有无内有联系规律，以及对机体的影响等，并未获得系统性的解释。

鉴于经筋疗法诊疗的直接施治对象是人体的筋肉系统，它包含人体的皮肤、肌肉、肌腱、肌膜、韧带及广泛性的膜性组织、结缔组织、部分末梢血管、神经、淋巴组织等。这些组织构成人体庞大的感受器与运动器的联合装置器官，对人体起着保护、填充、连结、支持、缠固、缓冲、营养运输、防御等功能。这些组织任何一个局部性病变，势必导致系列性的连锁反应，发生累及性病变。这些病变发生的“筋挛”“筋结”“结灶”等单纯型和复合型的形征临床表现，以疼痛和可触有形状性的体征问题，如肌筋膜疼痛综合征，骨骼肌疼痛综合征等，皆以疼痛、肌张力增高及可触性体征为主要表现。JK Grwaet d 在报告研究肌紧张和疼痛的关系时，发现持续性收缩触发疼痛，提出了“紧张性疼痛说”。Taylor et al 提到近年来，美国约有 1/3 的人患有与紧张相关的疾患（SRDS)。由此可见，肌筋性紧张征候及其遗留的“筋结”，在人群中相当普遍。这同经筋疗法诊疗的常见病症情况基本吻合。

经筋疗法，一方面以中医经典论述为主要立论基础；另一方面，在研究经筋病症的病理机制中，尤其是在研究古代十二经筋图线形成的机制时，充分吸取古代关于机体“气街”节段调控、“节交会”级次微调失衡、“四维相代”医理及中医腹诊法，吸取民间的查筋经验，创立了经筋查灶法，应用于临床。经筋疗法在人体发现了 200 多个经筋穴位，揭示出 48 种难治病的筋性病因，发现“筋结”导致气滞血瘀是形成机体功能失衡的重要成因之一。经筋疗法以综合理筋进行舒筋“解结”，治愈了多种奇难杂症，显示了经筋查灶法的医疗特色。通过研究十二经筋形成原理，我们发现经筋复合型的经筋病灶与经筋复合型穴位的内在联系规律。

上述的 200 多个经筋穴位在机体的分布，它们互相之间是否存在联系的问题，是经筋疗法研究经筋穴位特点的课题之一。我们运用生物力学，结合人体动态活动，来考究古代十二经经筋图线形成原理时发现，虽然古代十二经筋图线上缺乏古人描述及标记的固定治疗穴位，但却明确指出，十二经筋皆起于四肢末端的指爪，尔后从指爪末端，向躯体延伸，终于头面及胸腹。从古人描述十二经筋线群的走向说明，古人已经认识到人体的指爪末端同躯体轴心之间存在牵拉性引力线，这是机体动态活动必然产生的结果。例如，手握物时，手指力量的来源于躯体轴心的受力点支撑；如若上肢离开躯体的支持力，则其失去动态活动的力量源泉。由此可知，十二经筋线的实质，乃是躯体动态活动的牵引力线，即人体的动态活动，具有古代十二经筋标记的引力线作用。这便是十二经筋图线产生的原理。

人体动态活动，属于机械性的运动，除了受到空间的制约，还受到机体自身的动力源的制约。病情衰弱到自己失去起卧能力时，便是自身动力源不足的表现。但是，“超阈限”的机体自身动态活动，即超越机体自身承受力的活动，也必然会造成机体的损伤。在十二经筋牵拉引力线的动态活动中，当经筋线“超阈限”地作用于应力点时，便可导致应力点产生病理性的“筋结点”，而后由点到线，由线到面，再由面的一维向多维化演进，最终导致经筋点、线、面及多维病变系列的形成。

上述经筋病变系列的基本特点是：（1）多数由慢性的引力损伤所致，同“外伤”有区别，属机体自身因素的“内伤”疾患。病情隐蔽，累加损伤时，病症发作。（2）“内伤”的病灶，导致机体的气滞、血瘀，具有累及性的病理蔓延趋势，继发后患。（3）具有同一肢体或一侧躯体，及对应性受力面损伤的特点，即病变具有点、线、面及多维病变的并存。（4）具有病灶形征可查的客观体征依据。但经筋病灶形征呈多样化，故经筋穴位亦呈多形态化。

经筋疗法通过对病变机制的认识，将创立的经筋查灶法医疗手段用于临床，可以查明经筋病变点、线、面及其多维性病变系列的内在联系和规律，确认经筋病灶是经筋疗法的施治穴位，即病灶与穴位统一的认识。因此，经筋疗法不仅在施治方法上具有施治目标明确、得气显著、起效快速、疗效巩固等优点；同时，对病灶的点、线、面及多维性病变系列，作统一的系统治疗，产生了“标与本”并除的作用，显著提高了非药物疗法的临床疗效。

3. 经筋与经脉的关系，实际是筋与脉的关系。古人把纵行于躯体的筋与脉的干线，称之为经，在筋与脉的前面冠以经字，故经筋与经脉是经络系统中的筋系与脉系。中医认为经筋是经络的联属成分，是“筋与脉并为系”的有机联合体。中医古典《黄帝内经》讲述了十二经筋与十二经脉的循行路径大致吻合，它们之间的关系，将经络比成是人体运输气血的通道，经筋就是通道周围的组织，两者是相互依存又互相制约的。若经络系统产生病变，导致气血运输不畅，出现气血亏损，至使周围组织得不到濡养也会发生病变；反之，若周围组织发生病变（尤似通道出现塌方），也会导致经脉阻滞而出现各种症状。目前，医疗上将许多病症都认为是经络出现了症状而造成的，却忽略了经筋的制约因素，从而造成许多筋性致因的病患得不到有效治疗，甚至将它称为病因不明的奇难杂症。经筋医疗着重解决筋性致因对其周围组织的压迫，治愈了不少奇难杂症的患者。经筋医疗实践说明，经筋组织病变是人体多种疾病的致因，而且是主要的致因，采用用对因治病的医疗行为，是经筋疗法从筋治逾人体多种疾病的优势和强项。

4. 经筋腧穴与针灸腧穴，都是人体具有生物活性的特殊构体，皆具有调节机体阴阳平衡等功能，在我国传统医学中显示了重要的地位和作用。因此，探索筋与脉的腧穴关系，对于经筋疗法和针灸学，皆具有现实的积极意义。

（1）经筋与经脉都是人体结构的重要组成部分。经筋是经脉的连属，“筋与脉并为系”。因此，经筋腧穴及经脉腧穴，都是经络腧穴。

（2）经十二经筋与十二经脉，在机体的分布方位、循行方向及所过部位基本一致，具有经脉线及经腧的共性关系。

（3）十二经筋与十二经脉的临床征候具有互相渗透、互相融合的表现。如足太阳经脉与足太阳经筋，都具有项、背、腰、髀、尻、腨、脚部的疼痛。

（4）针灸的井、荥、俞、经、合腧穴，即经脉之气的所出、流经及注入等特定穴位，均在四关（四肢肘膝关节以远）。这与经筋的“筋会于节”的注重四关穴位，互相吻合，具有治疗的共性基础。

（5）针灸疗法和经筋疗法，都把腧穴的定位施治作为诊疗基础；都把腧穴的“得气”程度作为疗效优劣的评价。

（6）针灸针刺所刺入的组织，实际上是刺入经筋的筋肉；经筋疗法的施治，也直接作用于筋肉系统。两种疗法，没有本质上区别。针灸治疗离不开经筋；经筋疗法实际上是针灸疗法应用的充实和发展。

5. 与经脉腧穴相比较，经筋腧穴具有它的自身特点：

（1）经筋腧穴在躯体的分布方式与经脉腧穴的分布存在差异性。针灸腧穴，多以经脉循行线上的古代单列腧穴为主，以经外奇穴为辅。经筋腧穴，则按经筋线行程具有复合线的形式分布，故它的分布面较广，形成单经腧穴集群面的构体；如若合并阴阳经的分布面在内，经筋腧穴具有点、线、面构体特点。由于阴阳经线分布具有拮抗生，故经筋腧穴，尚具有多维性的分布形式。所以经筋腧穴，形成点—线—面及多维性的整体构形。

（2）经筋腧穴的定位方法与针灸取穴定位存在区别。针灸，多以循经寸度取穴法确定腧穴位置。经筋疗法，以触察到病灶腧穴的形征作为定位依据。故经筋疗法的腧穴定位，具有客观的腧穴形态指征，它具有确保施治到达病所、得气显著等优点。

（3）经筋腧穴具有可触察到的多样化的形征系列。经筋腧穴来源于经筋体系的肌筋膜带等的病态所构成。故它具有可触察的形征系列。常见的经筋病灶腧穴单列如下：①颗粒型病灶点。它从原组织的增厚、增粗、表面粗糙，到微粒形成结节或痛性小结等病灶。小者似芝麻、粟米，中者如绿豆、黄豆，较粗大的病灶似扁豆、蚕豆乃至似板栗，多分布于“尽筋头”、游离骨端、关节骨小突、皮下筋膜、肌膜等。②线性型病灶。线性型的经筋病灶呈线形分布，大小不一，细者如丝线，稍粗者若薄片状、香骨样、竹片样等。多分布于骨缝线、肌与肌之间的筋膜融合线、肌腱划、肌革质索、胸骨体表面、肌束、肌腱、韧带等。③块状型病灶。病灶呈团块状、长块、Y 形、“八”字形、梭状、索样等。多分布于劳损的肌筋。

（十）经筋穴位的定位原则及命名方法

1. 归经分区域定位命名法

归经分区域命名法，是按照十二经筋的穴位都分别归属于本经，然后按其循行所到达的区域顺序，分别将穴位定位于各区域；一个区域有多个穴位时，按进入区前后顺序，用阿拉伯文作序号，分别代表区域穴位序号。例如手太阳经筋，其经过的区域是指掌筋区、臂肘筋区、腋后筋区、肩胛甲岗上和岗下筋区、颈筋区、额角筋区、面目筋区等区域。这些区域的经筋穴位，归于手太阳经筋（详见手太阳经筋图穴位分布）。该经筋的岗下筋区有六个经筋穴位，用阿拉伯数字代表岗下筋区的六个穴位，称为手太阳岗下 1 号穴、2 号穴、3 号穴……。

2. 区域定位命名法

区域定位命名经筋穴位法，是经筋疗法运用经筋穴位于临床治疗疾病的重要手段，具有实用价值。区域定位命名：经筋穴位，是在经筋区内，将穴位序号定位直接命名，它不分穴位的归经所属，具有使用方便、治疗部位集中等优点。例如，眶膈筋区及颞筋区，各主要穴位八个，直接以眶 1 号、眶 2 号……颞 1 号，颞 2 号……加以命名，参照治疗图的定位取穴，施行治疗。

3. 特殊功能穴位的定位及命名

特殊功能穴位是指特定部位的经筋穴位，具有治疗某种病症的特殊功能，如类冠心病特效穴、偏头痛特效穴、胁痛特效穴、咽痛特效穴等。

4. 系列解结穴位

系列解结穴位或简称系列穴位，是经筋穴位的特有名词，它的内涵，是由于原发病灶（穴位）发生累及性病灶（穴位），形成标与本的病灶并存。施治时，宜将两种病灶形成的系列性病灶一并进行治疗，达到标本并除的目的，故称系列性病灶（穴位）。系列病灶可分为三种类型：（1）经筋图线上的系列病灶，又称远程线性系列病灶。依照十二经筋在人体上的行程来查灶，确定经筋途程中的经筋穴位。（2）节段性的系列性穴位，即经筋全程中形成分节段途程的穴位。例如，手太阳经筋由手走到头额角的全程中，其节段形成头面段、颈肩段、臂肘段、腕指掌段等四个节段。这四个节段的经筋穴位即称之为各该节段穴位，简称节段穴位。节段穴位在施行治疗时，作节段性的一并施治，达到系列解结目的，故又称系列解结穴位。（3）面性系列穴位是同一个平面上两条经筋线穴位以上的，综合穴位区域的穴位群。例如，臀后外侧及臀部经筋区，有足太阳经筋及足少阳经筋循行。该筋区可有上述两条经线的经筋穴位“筋结病灶”同时并存。施治时，以区域的系列穴位为治疗穴位，故称系列穴位，是系列穴位中的一种。

5. 多维性穴位

多维性穴位，是指阴阳拮抗性的经筋病变并存而出现的经筋穴位群。例如，足太阳经筋病损，同时发生足阴经受损，便可在其受损的节段作立体（即多维的内涵之一）检查时，发现足阴经及足阳经的病灶并存。如在腰段检查，便可在腰、臀及腹股沟，乃至腹“缓筋”查到阳性病灶。这些病灶呈腰腹腿三维病灶并存，故称之为多维病灶（穴位）。多维性穴位的辨证施治，构成经筋疗法辨证施治的重要部分。

6. 与针灸重合的经筋穴位，按针灸穴位名称作称呼

古代经筋图中标有部位名称，或者与针灸穴位重合的按古代的称呼命名。例如手太阳经筋结于完骨（乳突）部的肌筋，称为手少阳完骨穴，手太阴经筋结于肩髃前穴，等等；经筋循行途中的生理性筋结部位出现病理性筋结时，按生理筋结部位名称称呼。

7. 经筋循行途程分散于较广宽同一平面区域的穴位，以区域名称称呼

例如，手太阴经筋分散通过膈后，会合胁下，到达季肋，其季肋区域的经筋穴位，以季肋的顺序，称为季肋次第的经筋穴位。又如，手太阳绕肩胛骨的穴位，按肩胛骨内沿、外沿、内上角、内下角等部位，作为经筋穴位的命名。

（十一）经筋医疗诊治方法

1. 理筋疗法：运用徒手或简单工具直接作用于人体表面，对皮肤进行按、揉、切、拨等理筋手法，对躯体经筋组织进行物理作用的科学调理，透过皮肤产生对深层的肌筋腠理的良性刺激作用，使肌筋从病理性的挛缩紧结、气血阻闭的状态，逆转为筋舒络活、气血通畅的生理常态肌筋，从而解除其对周围组织的牵、拉、卡、压现象，恢复机体的生态平衡。同时在理筋过程中发现“筋结”病灶，并确认其形态、大小、软硬程度及分布情况，为经筋针刺治疗提供依据和治疗部位。

2. 经筋针刺解结消灶法：经筋针刺与传统的针灸疗法不同。经

筋针刺不采用循经寸度取穴等经络穴位疗法，而是针对经筋组织的结构和生理病理特点，对经筋组织病变形成的“筋结”病灶，贯彻“以灶为腧”的方针，在理筋后病灶充分暴露的基础上，采用“固灶行针、一孔多针、深浅病灶分刺、点刺斜刺结合、快进快出”的针刺方法，对经筋病灶进行系列解锁、综合消灶。

3. 经筋穴位药敷拔罐疗法：在理筋和针刺治疗后，用舒筋活血化瘀的中草药进行外敷或药酒洗擦经筋穴位（或通过拔火罐造成局部负压），增加微循环，促进血脉疏通。

（十二）经筋疗法适应病症

1. 筋性痹痛症：偏头痛、三叉神经痛、颈肩腰腿痛、坐骨神经痛、指趾关节痛、肩周炎、网球肘等。

2. 颈椎腰椎病：骨质增生、椎间盘突出脱出、椎管狭窄、强直性直柱炎、胸腰筋膜炎、急慢性腰肌劳伤等。

3. 病因不明症：慢性疲劳综合症（CFS）、肋端综合症、不明原因腹痛、不明原因下肢软瘫、上肢发麻、外邪入腠袭筋与痧症、机体功能衰弱等。

4. 奇难杂症：筋性脑瘫、偏瘫、中风后遗症、面部神经麻痹、口歪眼斜、面瘫、斜颈症、筋性梅核气、弱智、肢体奇形等。

5. 康复保健：青少年弱视近视、老年预痴呆症、失眠、睡眠紊乱、神经衰弱、亚健康等。

五、经筋疗法的病因病理医理依据

人体解剖学揭示，人体的一切生理活动都是由神经支配的。人体的一切活动首先是由中枢神经发出指令，然后传至某分支神经，令人体局部肌肉收缩或伸展产生动能，最后由肌筋韧带牵拉令枢体（肢体）移位。从解剖学中我们知道，人的神经从脊椎发出后，从分支到末稍神经，沿途跨越脊椎，穿梭于肌肉韧带和肌膜皮肤之间，其间还有血管组织、淋巴组织和微循环组织等交叉循行。经筋组织是人体最庞大的组织，于人体无处不在，它和神经组织、血管组织、淋巴组织和微循环组织构成了人体的渗融性结构体。经筋医疗实践说明，神经在支指配肌筋活动过程中，除了受到部分骨性病变（增生、椎间盘突出）的影响外，同时也受到肌筋的制约，由经筋病变产生的筋结病灶体造成对神经的压迫远大于骨质增生或椎间盘突出的影响。经筋医疗认为经筋是由神经支配的，而肌筋的病变反过来会影响神经，两者之间既相互作用又相互制约。经筋医疗从这一机理出发，着重研究如何解除肌筋病变对神经血管的压迫，对经筋病灶实施理筋缓结消灶和针刺解结消灶，对常见的颈椎病、腰椎病和相关疾病的治疗都取得了满意的效果。经筋医疗认为经筋组织病变的实质是“筋结”为患，筋结病灶既是经筋病变的反应物，又是经筋病变的体征表现。它具有可触查感知的形态体征，只要查到筋结病灶，经筋疗法就有了施治的方向和目标，这就为经筋医疗提供了科学的依据。经筋疗法就是从经筋病变造成对神经血管的压迫去发现、认识疾病的筋性致因，然后针对病灶实施解结消灶。

六、人体疾病的筋性致因及经筋疗法

人体经筋组织是人体最大的组织，它于机体无所不达，对人体起着保护、填充、连结、支持、缠固、营养运输、防御等功能，是构成人体感受器与运动器的联合装置器官。它与筋外性组织如神经组织、血官组织、淋巴组织、脏腑以及五官组织等都有着千丝万缕的联系。经筋医学认为，经筋组织具有节段性结构，是人体物质结构的基础物质。人体所有的骨骼及关节，都是由筋性物质将它们联系起来，构成人体关节的节段性结构，再由关节构成关节链。人体的肢体，由关节链构成，人的躯体，也是由筋性物质将不同的骨骼组成不同的关节链构成。所以，人体无论是颈椎、胸椎、腰椎及四肢，都是由筋与骨两种物质构成。因此，颈椎、胸椎、腰椎及四肢关节的病变，都是筋与骨的复合性病变，单纯的骨性病变比例很少。这是因为：（1）骨性组织的稳定性依靠经筋组织来维持，任何骨骼都不具备自主运动与移动的能力；（2）人体在从事生息劳作的全过程，首先由中枢神经发出指令，指令相关的肌筋伸缩，带动相关的骨骼移动，才能产生人体活动所需要的条件；因此，人体的肌筋在所有生息劳作过程中承受张力及牵拉应力非常繁重，故肌筋劳伤是人体的常见病症；（3）经筋组织发生慢性积累性劳伤之后，机体会产生保护性反应令肌筋自然收缩，它既是机体的保护性反应，又是肌筋病变的表现，特别是肌筋在强烈收缩状态下，就出现聚结病灶，就会对末梢神经产生超阈限的压迫性反应，人体就会出现疼痛症状。这种由“筋之聚结”压迫神经的疼痛反应，目前无论是中医和西医都缺乏有效的诊断与识别能力，医疗仪器 X 光、B 超、CT、核磁共振及化验等都对其缺乏显影和确认能力，因此常出现疑诊误诊现象；（4）经筋医疗创立的经筋查灶法，能有效地触查到肌筋劳伤形成的筋结病灶体，并能区分病灶的形态大小、软硬程度及分布规律，为经筋医疗提供了科学依据和施治部位，也解决了目前医疗对筋性病变缺乏确诊的难题。

经筋组织通常只是局部发生病变，极少出现全身经筋组织病变。但它发生局部病变时，也时常引发全身的不适和其他组织变病。如上肢局部受伤或局部疼痛，会引起受伤上肢乃至患侧颈肩不适或疼痛；下肢局部受伤或疼痛也会导致患侧腰部或臀部疼痛。这是由于经筋组织受伤或局部病变发生肌筋强烈收缩时，会导致支配上肢或下肢的神经发生牵涉性的压迫反应，人体就出现局部区域性的疼痛症状。而支配上肢的神经是由颈部发出途经肩胛延伸至上肢；支配下肢的神经是从腰部发出经臀部延伸至下肢。上肢或下肢局部肌筋病变都会导致区域性神经及其沿途肌筋出现累及性、牵涉性、和反应性损伤，导致头、颈、肩、上肢和腰、臀、腿部的连锁反应症状。这就是经筋病变的主要特点之一。经筋组织病变的另一主要特点是多数在人体不自觉的情况下出现的慢性、积累性劳伤病变，不像外伤具有突发性；而且经筋病变还具有从点到线、从线到面、从面到多维的特点和演变规律。在经筋组织病变的形成过程中，势必会对周围组织器官产生牵、拉、卡、压现象，从而导致人体各种筋外性组织病变，这就是人体疾病发生的筋性致因。

人体常见的疾病如头晕头痛、三叉神经痛、颈肩腰腿痛、失眠、神经衰弱、亚健康等，还有一些脏腑器官疾病和慢性疾病都和经筋病变有关，甚至是有些疾病的主要致因。例如头顶或颞区肌筋发紧结灶会引发头痛、偏头痛；颈区、肩区岗上岗下肌挛缩病变，会引发头部症状，引发上肢肩、肘、腕关节疼痛等颈椎病症；背、胸肌筋病变，会出现胸闷、心律不齐或肺病、心脏病的症状；腰、腹部肌筋劳伤，会导致肝、胃不适；腰、臀、下肢肌筋劳伤，会出现下肢疼痛、坐骨神经痛等腰椎病症。反之，当人体发生筋外性组织病变时，总会在相应部位查到筋结病灶存在。经筋疗法采用理筋缓结、针刺解结消灶的方法予以施治，筋外性组织的疾病都会得到缓解或治愈。值得引起重视的是，当经筋组织病变引起筋外性组织疾病时，经筋组织的病变是主要致因，是本，而筋外性组织病变是标，不是本。目前医疗上诊断为颈椎腰椎病的常见、多发性疾患如头晕头痛、偏头痛、三叉神经痛、颈肩腰腿痛、四肢麻木、关节疼痛、失眠、神经衰弱、亚健康等，大多数是由颈椎腰椎病变形成的骨质增生或椎间盘突出压迫神经血管所致。常规检查如 X 光、CT、核磁共振及化验等，都不能对经筋组织做到有效地显影和确认。而在治疗上主要是通过针、药或手术治疗来解除骨性病变对神经血管的压迫，这种治疗方法虽然有一定疗效，但也有相当部分患者病情依旧，疗效甚微，甚至无效。当部分病例久治不愈时，就被判为病因不明的奇难怪病。究其原因主要是对病因诊断不明所致，往往治标不治本。而经筋医疗对以上病例的病因则有准确的判别能力，经筋查灶可查出患者体内经筋病灶的具体部位和形态，针对病灶施予理筋缓结、针刺解结消灶进行治疗，病人能得到舒缓或治愈。通常情况下，颈椎腰椎病变和经筋病变同时并存，当各种治疗欠佳时，经筋疗法却能将它治愈，说明这些疾患的颈椎腰椎病变不是主要致因，经筋病变才是致病的根源。经筋疗医能够对因施治，做到标本兼治。

经筋医疗在实践过程中，对部分病例愈后复查时会出现两种情况：一是之前检查出的颈椎腰椎病变症状（增生、突出）仍然存在，但病痛消失；二是在病痛消失后，颈椎腰椎病变原有的骨性病变（增生或椎间盘突出脱出）部位呈现原发症状缩小减轻或吸收消散，变形的脊柱得到矫正复位。以上治疗效果说明，前者疾患不是颈椎腰椎病变所致，筋病才是主要致因，经筋疗法针对经筋病灶实施解结消灶即可治愈；后者是经筋疗法在对经筋病灶体实施解结消灶的同时解除了其对周围组织的压迫，改善了周围的生态环境，使周围组织的生态恢复正常，从而促进和增强其自我修复能力，体现了经筋疗法不仅能解除疾患，还能够从筋治骨实现机体康复。

经筋疗法是区别于传统各种疗法且疗效更优于其他疗法的治病方法。中医认为，肌筋紧挛会压迫经脉，导致人体气滞血瘀、经脉阻闭而影响脏器功能。而舒筋可以活络，对脏器疾病具有康复作用。经筋医疗认为，经筋病变的病理基础是“筋结”为患，而经筋病变又是人体多种疾病的主要致因。基于此认识，围绕如何解除经筋病灶对其它组织的压迫作为治疗出发点，在如何实施解除“筋结”病灶上做文章。黄敬伟经筋疗法的诊疗方法是：首先对患者实施经筋查灶，对患者不适部位及其神经循行路线作手式扫描，顺筋摸结，触查感知筋结病灶，并确认其形态及部位；尔后医者以经筋理筋手法（撑功手、肘臂法等）作用于患者体表，透过皮肤对深层肌筋作顺推、揉按、捋拨、交叉切拨、反搏罐浆等进行理筋缓结，使沉积于病灶周围的瘀血排出，使新鲜血液补充回流反复充血，濡养肌肤，实现“以通为补”；在理筋后病灶充分暴露的基础上，再贯彻“以灶为腧”的原则，采用“固灶行针、一孔多针、深浅病灶分刺、点刺斜刺结合、快进快出”的经筋针法，进行系列解锁、综合消灶；最后在经筋穴位上进行药敷拔罐，这就是古而新兴、新颖独特的黄敬伟经筋疗法。黄敬伟经筋疗法创始人黄敬伟教授认为，只要用正确的查灶方法，就可查出人体的筋结病灶；明确了筋结的病灶形态和部位，就能针对病灶实施解结消灶，就能实现治愈康复的目的。

经筋医疗认为，经筋疾病是人体最广泛、最常见又最容易被忽视的疾病，同时也是引发人体多种疾病的致因。从这个意义上讲，筋病是人体的百病之首，经筋疾病也是人体的全科疾病。人体的各种疾病都能在相应部位查到筋病病灶，而经筋疗法是对经筋疾病最有效的治疗方法。只要对经筋组织的病变、成因和发展规律有了深刻认识和领会，并熟练掌握经筋疗法的医技医术，就可对筋病和筋病致因的其他疾病进行有效治疗。

黄氏壮医经筋疗法具有施治目标明确、操作到位、舒适感强、疗效显著、经济实惠等特点，开拓了针灸疗法的新模式、新方法，开创了经筋疗法从筋治愈人体多种疾病的新纪元。经筋疗法的推广和应用，是我国传统医学发展的里程碑。对于解决我国广大群众看病难、看病贵的医疗难题，具有现实和深远的意义。

七、黄敬伟经筋疗法的医技医术特点简介

1. 首创将人体经筋组织作为经络反应的载体应用于临床实践，使经络的应用有了物质的依托，从而产生了质变的医学新效应，和直观化、具体化的医疗效果。黄氏壮医经筋疗法揭示了经筋组织在

人体的生息劳作过程中，因外界条件（气候、外力）或自身因素（劳累）的作用（影响）下发生劳伤形成“筋之聚结”的反应性病灶体，是造成对机体的恶性刺激，导致人体经络运输气滞血瘀、经脉阻闭，进而导致人体各种疾病发生的筋性致病因子。人体疾病筋性致病因子的揭示，是人体病因学的重大发现，也为经筋医疗提供了科学依据。在此基础上，黄敬伟教授创建了以消除“筋结”病灶，从而实现康复的“对因”治病的经筋医疗诊疗体系——黄氏壮医经筋疗法。

2. 创立手式扫描的经筋查灶法，能有效地查明隐藏于人体内的“筋结”病灶，并能识别病灶体的体征类型及其分布现律。监于“筋结”灶的医疗实质，它既是经筋组织病变的致因，同时又是经筋病变的体征表现，且具有可查的体征特点。这一特点为经筋查灶提供了科学依据和体检诊查方向。但目前各种体检手段如 X 光、CT、核磁共振与及化验等检查方法均缺乏对经筋组织病变有效显影、定位和确诊能力。经筋查灶则可克服以上不足，显示出经筋查灶高超的诊断能力和独特的体检方法。

3. 根据“筋结”病灶具有筋性物质体征可查的特点，经筋疗法首创将“筋结”病灶体作为治病穴位应用于临床，使中医的针灸应用发生了质变，发展了人体治病穴位又一新型穴位图。经筋疗法具有施治目标明确、定位准确、施治直达病灶、起效迅速、治愈率高、疗效显著等特点，疗效优于其他疗法。目前医疗临床上对经筋病变一缺乏充分认识，二缺少有效的检查方法，三缺少根治性的药物。因此各种治疗方法均效果欠佳，甚至将筋病列为病因不明的奇难杂症。经筋医疗既揭示出经筋病变的病因病机病理，又能有效查出隐藏于体内的病灶，尤其能对因施治，而且疗效显著。经筋疗法开拓了一条“从筋”治愈人体多种疾病的新渠道新方法。

4. 能够识别和区分“筋病”与筋外组织病变的临床症状表现，避免了临床上将两者混淆，将隐蔽的筋性疾病列为病因未明的疑难病、难治病，从而出现误诊漏诊的现象。经筋疗法施治的对象是人体最庞大的经筋组织疾病，经筋组织在人体里无所不在、无处不达，它同其他组织器官及经络、神经、血管、微循环等组织共同组成渗融性结构。当筋病导致其他组织病变发生时，其他组织疾病本身是“标”，其致病因子“筋病”才是本。揭示和区分“筋病”与筋外性疾病的临床症状及其“标”与“本”的因果关系，进而采取对因治病，实现标本兼治，体现了经筋疗法的特殊功能和高超的诊断能力。

5.“筋病”是人体最常见、容易发生且广泛存在、容易被忽略又极易被误诊漏诊的疾病。除皮肤病（外伤、烧伤、皮疹、皮炎）外，“筋病”最常见又广泛存在的“筋结”病灶在临床上被忽略了，历来未视其为疾患，亦未有对应的治疗方法。对“经筋病变”导致的常见病如头晕头痛、颈肩腰腿痛、关节病、骨质增生、椎间盘突出脱出症、慢性病、疲劳综合症等，临床上因缺乏对“筋病”的认识，故诸多治疗方法效果欠佳或久治不愈。目前医界尚无针对“筋病”和筋性致因的其他疾病的医疗专科和有效的治疗方法，经筋疗法则可对因施治，目标明确且疗效显著，填补了医疗上的一项空白。

八、经筋疗法临床医疗效果具备客观实物佐证实例

1. 治疗骨质增生、椎间盘突出症，不仅治逾多年而不复发，而且复查的 X 光胶片显示，原来增生的骨质和突出的椎盘呈现吸收消散的医疗结局。

2. 重症膝关节病变治疗前后 X 光片对照：图 1 右边为治疗前关节周围的 X 光浓密度很高，关节腔阴影已经消失。左边为治疗后复查的 X 光胶片呈现，浓密度明显吸收消散，阴影消失的关节腔又重新显影。

3. 腰椎严重弯曲变形病例治疗前后（图 2）X 光胶片对照：右边为治疗前重度弯曲状态；左边为后呈现椎体获得自动复位的医疗结局。

上述病例说明，经筋医疗采用针对“筋结”病灶实施解结消灶为治疗手段的对因治病新方法，在临床医疗上产生了新的医疗效果，经筋医疗获得从筋治骨的实物证据表明，经筋医疗效果具有科学性依据。下面是临床效果照片对比：

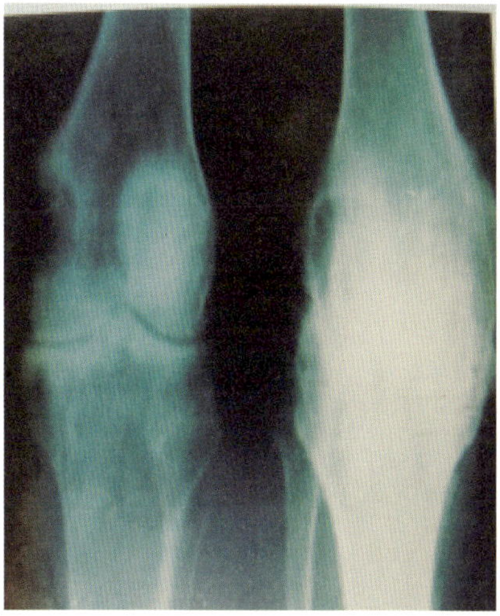

图 1

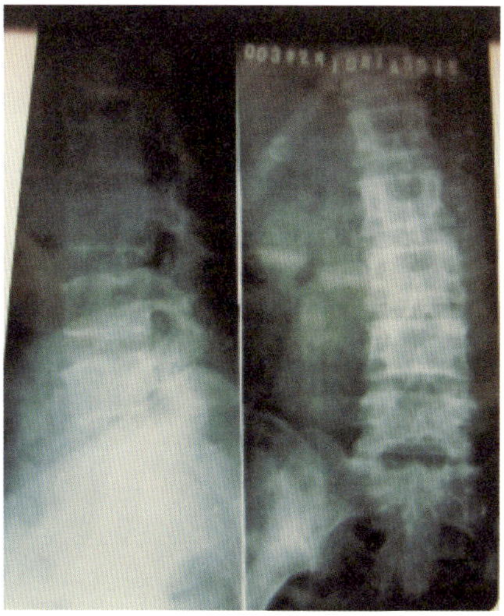

图 2

九、经筋疗法与传统疗法及西医的差异

经筋疗法是中医人体学的筋症学科，在思维导向上树立了全新的中医人体学观，从人体结构、治病医理、治病方法、医疗效果等，都具有新的特色。与传统疗法及西医有差别：

1. 传统中医、针灸、推拿按摩是以经络理论为指导，以经络反应为依据，但它缺乏体征依据和物质依托，缺乏对人体组织反应的描述。施治时只凭教科书上的固定穴位，缺乏主观判断。经筋疗法则以经筋组织为依托，以人体活动力学原理及其产生的十二条经筋图线作为机体失衡的机制和依据，将经筋组织作为经络反应的载体应用于临床实践，使经络的反应在皮、肉、筋、膜上表现出来。这是经筋疗法与传统疗法在治病理念上的区别。

2. 传统中医、针久、推拿按摩都以单纯的经络理念作为治病导向，以经络穴位作为施治对象，采用寸度取穴虽然定位准确，但这传统穴位在患者身上不一定是病灶表现，而且传统疗法医者在施治过程中依赖患者的“得气”与否来调整针法和操作，缺乏主观判断，故疗效欠佳。经筋疗法以经筋查灶感知的“筋结”病灶作为施治穴位，贯彻“以灶为腧”的原则采用“固灶行针、一孔多针、快进快出”的针刺方法，医者凭敏锐的手感掌握进针深浅及治疗量，对针刺直达病灶的判断与患者“得气”感觉同步。具有施治目标明、操作到位、疗效显著等特点。这是经筋疗法与传统疗法在施治理念、施治目标、施治方法及治疗效果上的明显区别。

3. 西医解剖学虽然详细解释了人体的组织结构，但对经筋组织病变的病因机理缺乏认识。西医对经筋组织疾病（除外伤、皮肤疾患外）的论述只提到了筋膜炎。对“筋病”成因从筋头炎的“点”发展到肌筋的线、从一条肌筋的线累及多条肌筋的面，再由面的一维向多维化演进的形成规律更无描述与认识。而经筋医疗则揭示了经筋组织病变系列的形成过程，揭示出了经筋组织病变除外伤致因外，绝大多数是人类在长期生息劳作中，因外界不良气候（邪气）或自身因素（劳累）的影响而形成的慢性、积累性的肌筋劳伤所致，即积劳成积。同时揭示了经筋组织病变的成因和演变规律。这是经筋疗法与西医对经筋组织病变在认识上的差异。

4. 西医对筋性组织病变诊断依赖 X 光、CT、核磁共振和化验结果，但这些检测手段缺乏对筋性组织的有效显影定位和确诊能力。经筋查灶法则能触查感知经筋病变形成的病灶体的体征形态、大小、软硬程度及其分布规律，展显了经筋疗法独特的体检方法和诊断能力。这是经筋疗法与西医对筋病的诊断检查方法上的区别。

5. 由于西医对筋病诊断的偏差，对常见的颈肩腰腿痛多诊为颈椎腰椎增生或椎间盘突出压迫神经所致，治疗上主要针对神经或椎体，多数采用药物治疗，不但疗效欠佳且产生毒副作用，有时采用封闭疗法，也只能阻滞神经传导暂缓疼痛，治标不治本。即使手术治疗只解除骨性增生或椎间盘突出对神经的部分压迫，但忽视神经周围经筋组织病变的影响，故疗效不理想，甚至无效。经筋疗法采用以经筋查灶、顺筋摸结为先导，以经筋理筋、松筋缓结、舒筋活络为前提，以“筋结”病灶为治病穴位，采用“固灶行针、一孔多针、快进快出”的经筋刺法治病，再以经筋穴位药敷拔罐为补益增效的综合疗法。该疗法具有诊断明确、操作到位、疗效显著、治愈率高等特点，且无毒副作用。这是经筋疗法与西医对筋病的施治方法的明显差别。

十、经筋疗法的诊疗特点及施治方法

经筋疗法的施法对象，是人体经筋组织疾病及由筋病引起的其他组织疾病，施治的重点是解除致病因子“筋结”病灶体对人体造成的恶性刺激，实现筋舒络活，促进机体的康复。经筋疗法的施治方法是：以经筋查灶、顺筋摸结为先导；以理筋缓结、舒筋活络为前提；贯彻“以灶为腧”的原则，采用“固灶行针、一孔多针、深浅分刺、快进快出”的经筋针刺方法作为治病重要手段；以经筋穴位药敷拔罐为补益增效的综合性治方法。这就是黄敬伟经筋疗法的诊治方法。

（一）经筋疗法的手势手法

1. 掌功手法：双臂、肩、肘关节伸直，四指并拢，以五指指掌关节作为支点靠放在患者体表，以大拇指指尖作查灶工具，并与四指形成一定合力，在患者体表作来回切拨按揉，触查感知病灶的部位和形态。

2. 肘臂法：医者站在患者一侧，左手扶抱患者另一侧回拉，以右手尺骨近端和肘尖作为查灶工具，双手成合力，在患者体表作外展切拨推按进行查灶消灶。注意双手合力不是垂直对冲，而是左手回拉与右手外展成夹角大于120度的切力线。肘臂法主要对面积较大或团块病灶和较深部位进行理筋查灶。

3. 指垫式手法：中指或食指作垫，大拇指指尖作查灶工具，在所查指趾两侧或指面和关节作切拨按压，主要对指趾两侧及关节部位触查颗粒病灶。

4. 锥形手法：双手或单手五指合拢似锥体，将五指尖置于受检部位，适当按压，并五指收拢外扩来回作切拨揉拨。主要对头顶部位作查灶理筋。

5. 弓钳手法：大拇指与并拢的四指形成合力，以拇指指腹与四指合力握拿患者局部肌筋作提捏或捻揉进行查灶。主要对颈肩部位查灶。

6. 大鱼际手法：以双手大鱼际结合小鱼际及并拢的四指成合力抱抓患者相应部位，一手紧握，另一手以大鱼际作往复捋拨反搏罐浆进行理筋查灶。主要对头面、手臂、小腿、颈、肩、腰背较大面积部位作理筋查灶。

（二）经筋病灶穴位针刺法

经筋病灶穴位针刺方法，是贯彻“以灶为腧”的原则，采用“固灶行针”的施治方法。即医者左手拇指指头作为固灶工具，以掌功手法大拇指将病灶体按住并推置于指头下或指前，右手持针，左手制导进针，保持垂直进针，保证施针直达病灶。针具长金短根据病灶深浅及不同部位选择。在施针过程中一般采用“一孔多针、深浅病灶分刺、点刺斜刺结合、快进快出”的经筋针刺方法。

1. 一孔多针，即医者在一个病灶上只进一针，在针尖刺达病灶部位后稍提起，固灶的左手拇指保持固灶姿势，制导右手持针在病灶不同部位点刺，实现只刺一个针孔而多点针刺病灶的不同部位以增加治疗量。

2. 深浅病灶分刺，因人体不同部位的病灶所处的深浅不同，有时还交叉重合，这就需要医者查灶识别后选择不同针具按深浅病灶分刺，如交叉重合病灶，需作分层点刺或斜刺。

3. 点刺或斜斜刺即医者在施针时只需以针尖刺达病灶表面筋膜即可，不宜穿透。斜刺不是进针后将针斜刺，而是持针依照施治部，左手固灶移位制导右手持针垂直进刺，以针尖刺达病灶时针与病灶面成斜角，增加针尖与病灶接触面，同样实现增加治疗量的目的。

4. 快进快出，即经筋针刺法一般不作留针施治，因经筋针刺的一孔多针的刺激量（治疗量）比传统的一孔一针留针方法强许多，治疗量已满足施治要求，故不需留针，而是快进快出的针刺方法。

经筋针刺方法是与传统针灸有着明显不同的针刺治病方法。经筋针刺“以灶为腧”施治法则的优点：（1）具有施治目标明确、定位准确、针刺直达病灶、起效迅速、治逾率高等特点。（2）医者与患者感觉同步。医者在施治过程中有目标有制导，而且有手感有针感，针刺到位的感觉与患者得气的感觉同步。（3）传统针灸“以痛为腧”的治疗方法，由于患者的痛感差异，痛点可能是病症之标，也可能是本，缺乏固定穴位，常规难以判断。而“以灶为腧”治疗方法则以病灶具有的规律性进行定位，便于常规治疗。经筋疗法这种新颖独特的治病方法，开辟了传统医学的新领域。

（三）经筋疗法的施治方法

1. 经筋查灶法：又称经筋体检法、未病体检法。中医称的未病，是指潜伏、隐藏于人体内的“筋结”病灶，即经筋组织疾病。此病症未积累到一定程度不会暴露出来，而目前临床上采用的X光、CT、核磁共振及化验方法均未能对其有效显影定位和确诊，经筋查灶法就弥补了以上不足。经筋查灶，医者以灵巧的双于在人体表面作手式扫描检查，循经查筋，顺筋摸结，触查感知病灶的部位，并确认病灶体的形态、大小及软硬程度，为经筋医疗提供诊疗方向及施治部位。

2. 经筋理筋缓结法：中医认为，肌筋紧挛会压迫经脉而影脏器动能。而舒筋可以活络，改善人体环境，促进机体康复。据此原理，经筋理筋能够“以通为补”，祛病健身而实现机体康复。经筋理筋，即医者以撑功手或肘臂手法等理筋手法作用于人体表面，循经理筋，透过皮肤对深浅层的肌筋病灶作顺理、切拨、交叉推揉、反搏罐浆等手法，顺筋摸结、松筋缓结，对病态的肌筋反复疏理而产生适度的良性刺激，从而激活机体的抗病能力及自我修复功能，实现“以通为补”，使因“筋之聚结”而导致气滞血瘀、经络阻闭的病态肌筋逆转为筋舒络活、气血通畅、功能正常的健康常态肌筋，“通则不痛”，实现真正的舒筋活络，改善人体生态环境，促使人体各脏器都处于最佳功能状态。通过理筋，使“筋结”病灶得以彻底松解和充分暴露，为进一步治疗创造条件。

3. 经筋针刺法：经筋针刺法不同于传统针灸的固定穴位寸度取穴留针治疗方法，而是在通过经筋查灶，确认病灶部位和体征形态后，又经过理筋缓结，在病灶充分暴露的基础上，贯彻“以灶为腧”的原则，将“筋结”病灶作为治病穴位，采用“固灶行针、一孔多针、深浅分刺、点刺斜刺结合、快进快出”的经筋针法进行施治。医者凭自己的手感针感，左手固灶制导、右手持针对病灶直刺，科学地掌握进针深浅和针刺量（治疗量），靠手感制导进针直达病灶，一孔多针点刺斜刺，不作留针。对针刺到位的判断与患者的“得气”感觉同步。这与传统针灸靠患者胀痛感觉来衡量和调节进针方法，在主观上有明显区别。经筋针刺具有施治目标明确、操作准确到位、起效迅速、舒适感强、疗效显著等特点。经筋针刺对“筋病”和“筋病致因”的疾病能够做到“系列解锁、综合消灶、标本兼治”的医疗结果，疗效优于其他疗法。

4. 经筋穴位药敷拔罐法：即在经筋穴位针刺治疗后辅予外用舒筋药物敷贴或投拔火罐，以增加其负压和促进微循环，实现补益增效，是巩固疗效的重要补充。

经筋疗法是我国唯一的筋性疾病治疗专科。它操作简便、经济实用、适应性广泛，疗效显著，开创了医疗史上从筋治愈人体多种难治病的新篇章。大力推广普及经筋医术，特别是在基层农村推广应用，对于解决目前我国广大群众看病难、看病贵的难题，具有现实和深远的意义。

十一、经筋医疗诊疗操作规范

1. 治疗前准备：医者对病人询问病史，有关检查化验结果，再作经筋查灶检查，明确病情，作出诊断，认定患者病症适用经筋医疗治疗后，再向患者解释经筋医疗的施治方法及程序，作好患者心理思想准备，取得病人密切配合，调整好施治的体位。

2. 治疗法案：以经筋医术的治疗方法，作为诊治病人的主要医疗手段。按照经筋医疗常规，每周施治 2—3 次，10 次为一个疗程。一般的筋性病症，经 3—5 次治疗，病痛症状应缓和或消除，施治一个疗程即可基本治愈。

3. 操作步骤：经筋医疗，一般采用非药物治疗，以查灶、理筋、针刺、拔罐等作为治疗手段。（1）经筋查灶。根据病人口述病情，在相应体位作手式扫描，查出病灶的部位并确认其形态体征。（2）理筋操作。医者用双手对病灶部作顺推、切拨、交叉按揉、反搏罐浆等理筋手法，进行反复调理，疏筋缓结，使由于“筋之聚结”导致气血阻滞的病态肌筋逆转成气血通畅、筋舒络活的建康常态肌筋。（3）经筋针刺治疗。经筋针刺治疗，是贯彻“以灶为腧”的原则，采用“固灶行针、一孔多针、快进快出”的特殊针法施治。在查灶、理筋后明确病灶分布及所处部位，以掌功手法用左手将病灶因定，并给右手持针进针作制导，以针尖刺病灶，尔后右手将针稍作提起，左手将固定病灶作前后左右推移，右手持针作数次进针刺病灶不同部位，这就是“一孔多针”的经筋针刺治疗方法。（4）拔罐治疗。在经筋针刺后的相应部位拔火罐，以增加负压，改善微循环，实现补益增效。拔罐的疏密及吸附负压量，视病人感觉及部位情况而定，一般以病人感觉舒适为度。注意负压不能过大，时间也不能过长，避免伤害皮肤。（5）补遗治疗。经过以上治疗，一般病人都可解除病痛。但也有个别患者仍感觉某个部位未解，需加补充治疗，这就是补遗治疗，以求彻底康复。

4. 注意事项：一是注意不适应于经筋医疗治疗的病人，例如严重心脏病人、出血性病人、危重病人等，以免发生意外；二是在实施理筋过程中，以轻揉良性刺激为主，避免用力过猛过大而造成人为伤害，造成不良后果；三是在实施针刺治疗过程中，掌握好进针深浅，一般不作病灶穿透针刺，以表面点刺为主，注意避开危险部位针刺治，切忌穿透胸腔腹腔，以防发生意外事故。

5. 几个关键技术环节：一是充分认识了解人体经筋组织系统病变发生的机制；二是对经筋病灶的形态、部位、体征要充分查明确认；三是切实掌握经筋医疗的医术医技，精准把握好每一个治疗环节，以求实效。掌握上述三大医疗环节，是提高临床疗效的关键技术。

第四章

经筋病候与经筋穴位

第一节　十二经筋病候与针灸临床

一、经筋即经脉之筋，十二经筋即十二经脉之筋

马莳说：“各经皆有筋。”经筋是十二经脉的连属部分，是经络学说的内容之一。古人以十二经筋总括全身之筋，人体的筋肉组织都隶属于十二经脉。因此，十二经筋的名称，在人体的分布、循行与十二经脉基本一致。但是经筋没有像十二经脉那样冠以脏腑之名，而直接称之为足太阳之筋、足太阴之筋等。十二经筋皆起于同名经脉的起点或止点，循行于体表，不深入内脏，没有十二经脉那样的与脏腑的“属”“络”关系，没有十二经脉那样的“手足三阳，手走头而头走足；手足三阴，足走腹而胸走手”(《标幽赋》)的循行规律，不像十二经脉那样始于肺手太阴之脉，终于肝足厥阴之脉。也没有十二经脉那样的手太阴肺经交接于手阳明大肠经、手阳明交接于足阳明胃经、足阳明交接于足太阴脾经的阴阳表里两经以及同名经脉的交接程序。《类经·十二经筋结支别》简要而明确地指出经筋和经脉的区别在于“盖经脉营行表里，故出入脏腑，以次相传，经筋联缀百骸，故维络周身，各有定位。虽经筋所行之行之部，多与经脉相同，然其所结所盛之处，则唯四肢豁谷之间为最，以筋会于节也。筋属木，其华在爪，故十二经筋皆起于四肢指爪之间，而后盛于辅

骨，结于肘腕，系于膝关，联于肌肉，上与颈项，终于头面，此人身经筋之大略也。”

二、十二经筋病候，在针灸临床上所占比重较大，因此，它的临床意义不容忽视

在《灵枢·经筋》篇里，十二经筋虽各有病候记载，但和《灵枢·经脉》记载的十二经脉病候对照一下，则不难看出，十二经筋病候既包括在十二经脉病候之中，又有经筋为病的特点。例如：足太阳之筋“其病，小指支跟肿痛。腘挛，脊反折，项筋急，肩不举，腋支缺盆中纽痛，不可左右摇。”膀胱足太阳之脉“是动则病……项如拔，脊痛，腰似折，髀不可以曲，腘如结，腨如裂，是为踝厥。是主筋所生病者……项、背、腰、尻、腘、腨、脚皆痛，小指不用。”《灵枢·经筋》在综述十二经筋病候时指出：“经筋之病，寒则反折筋急，热则筋弛纵不收，阴痿不用，阳急则反折，阴急则俛不伸。”十二经筋在循行途中都结、聚于四肢关节部和肌肉丰盛之处，如踝、踹、膝、髀、臀、腕、肘、肩等，这与《素问·五藏生成》篇所说的“诸筋者皆属于节”的理论相吻合。十二经筋联缀百骸，维络周身，各有定位，由于致病因素如寒、热、风、湿等邪气的侵袭以及跌打损伤等原因，十二经筋病候多表现为该经筋循行所过之处的筋肉或与动作有关的疾患，以运动障碍和疼痛为主，如弛纵、挛急、掣痛、转筋、强直、口噼，以及肩不举、膝不可屈伸之类的关节活动不利和肢体偏瘫等。临床上常见的因闪挫伤引起的肌腱或韧带损伤，中医直接称谓“伤筋”。其他诸如面神经炎、面神

经麻痹、三叉神经痛、肋间神经痛、坐骨神经痛、腓肠肌痉挛、腰肌劳损，肩关节周围炎、落枕、网球肘、腱鞘炎等等，在十二经筋病候里多有类似的描述。因此，经筋为病在针灸临床上涉及的病种非常广泛。进一步研究十二经筋的理论，把握十二经筋的病候特点与治疗，提高针灸临床疗效，也就显得十分重要。

三、经筋为病，针灸临床效果肯定

1.“以痛为腧”的取穴原则。经筋为病，即以病居痛处为腧穴，不拘经穴所限。《黄帝内经太素，经筋》云：“腧，谓孔穴也。言筋但以筋之所痛之处，即为孔穴，不必要须依诸腧也。以筋为阴阳气之所资，中无有空，不得通于阴阳之气上下往来，然邪入腠袭筋为病，不能移腧，遂以病居痛处为腧”。在这一小段原文里，杨上善不仅说明了“以痛为腧”的原由，也指出经筋通过十二经脉营运渗灌的血气而得到濡养，其筋的形态“中无有空”，当与脉管的中空有别。十二经筋的循行分布，几乎完全是十二经脉的伴随者，十二经脉主于血气，内营五脏六腑，外营头身四肢，因此，有许多经穴能主治经筋的病候。例如，经穴阳陵泉，是足少阳胆经的合穴，也是筋的会穴，主治胁肋痛、半身不遂、膝股内外廉不仁，鹤膝红肿不能屈伸等症，凡属筋的病候，皆可配取该穴。除了阳陵泉，还可以配取经筋所过之处，尤其是肌肉丰盛处及关节处的经穴。所以，扬上善又说：“明堂依穴疗筋病者，此乃依脉引筋气也。”可见经筋为病，选取腧穴既有原则性，也有灵活性。

2. 特定的针法。《灵枢·经筋》云：（经筋为病）“治在燔针劫刺，以知为数”。燔针，即“焠刺”，亦名火针，是《内经》刺法里的一种。《灵枢·官针》说：“焠刺者，刺燔针则取痹也”。张景岳说：“燔针，烧针也。劫刺，因火气而劫散寒邪也。”杨继洲说：“火针即焠针，频以麻油蘸其针，灯上烧令通红，用方有功。”(《针灸大成·火针》）但是，燔针只宜施治筋寒转筋之病证，筋热缓纵者则不适宜，这一点在《灵枢·经筋》已经指明：“焠刺者，刺寒急也，热则筋纵不收，无用燔针。”至于具体治则，仍当遵循《灵枢·经脉》中的“盛则泻之，虚则补之，热则疾之，寒则留之，陷下则灸之，不盛不虚，以经取之”。刺法方面除了焠刺，还可以采用《灵枢·官针》篇中的“分刺”(分刺者，刺分肉之间也)、“关刺”(关刺者，直刺左右尽筋上，以取筋痹，慎勿出血，此肝之应也)、“恢刺”（恢刺者，直刺傍之举之前后，恢筋急，以治筋痹也)、“合谷刺”（合谷刺者，左右鸡足，针于分肉之间，以取肌痹，此脾之应也）等。总之，筋病取穴以局部为主，以痛为腧，或刺浅，或刺深，或深浅结合，以针刺入所病之肌肉或筋上，或关节中的，视病的虚实而施以补泻手法，或穴位封闭，或配合艾灸温熨、敷贴药治、按摩导引等法，多能收到除疼痛于目前，愈疾病于指下的良好效果。

第二节　十二经筋穴位图和局部经筋穴位图

一、十二经筋穴位图

（一）手太阳经筋“筋结”病灶图（图1）

循经分布情况：手太阳经筋起于手小指上行于腕外侧，达肘后过肘到腋后外，散于肩胛，过岗上上颈，绕耳交叉于耳前、上额角，最终达目外眦。

穴位分布主要区域：腕掌外侧经筋区、肘后区、上臂后侧筋区、肩胛岗上及岗下筋区、颈后侧筋区、耳周筋区及面额外侧筋区。

主要穴位：头额角及外眦、耳周筋的耳上、耳前及后的穴位、完骨穴、颈后外侧筋穴、岗上及岗下筋结穴、肩胛内上角穴、肘后背侧筋结穴、腕外侧筋结穴等。

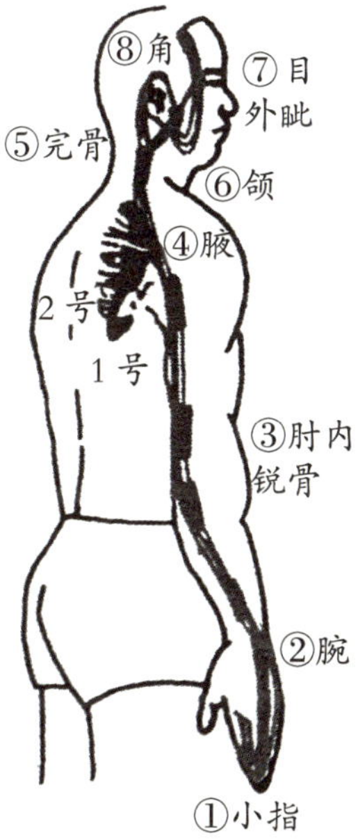

图1

（二）手少阳经筋“筋结”病灶图（图2）

手少阳经筋循行：起于小指次指，过掌入腕，沿前臂外侧上达肘，循上臂上肩过颈，过下颌达目外眦，上头额角而终止。

穴位分布主区域：掌背中外侧、腕背、前臂外侧、肘臂外侧、肩颈外侧、外眦及头额外侧角。

主要穴位：额外侧角及外眦之筋穴，面颊筋穴，颈少阳经筋穴，肩部筋区穴，上臂外侧筋区穴，肘外侧经筋穴、前臂外侧少阳经筋穴，腕背正中经筋穴，次指微筋穴。

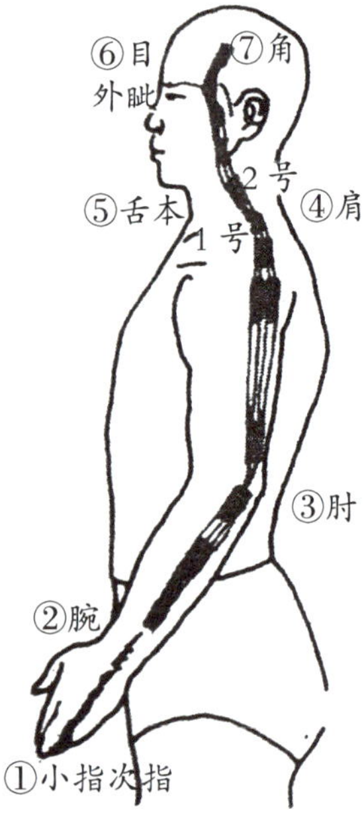

图 2

（三）手阳明经筋“筋结”病灶图（图3）

经筋循行情况：起于次指爪，过掌背内前侧入腕，沿前臂上侧达肘，上肩，达颈前侧，上颊分支到迎香，主干上罐达前颞，跨越头角向对侧。肩部分支到达背。

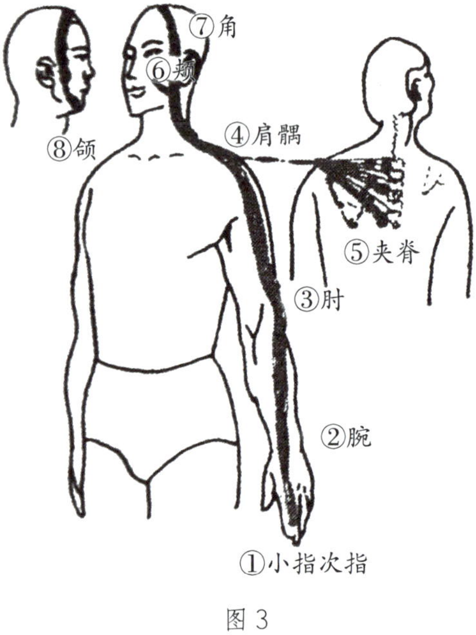

图 3

穴位分布主要区域：颞额筋前区、耳前筋区、颊筋区，颈前侧筋区，肩前筋区，上臂前侧筋区，肘外筋区，前臂外侧筋及腕内侧筋区。

主要穴位：前额外上经筋穴位，颞前筋区穴位，颊筋穴位，颈前侧筋区穴位，肩前筋区穴位，上臂前侧筋区穴位，肘外侧筋区穴位，前臂外侧筋穴位，腕内侧筋穴位，掌次指关节筋穴。

（四）手太阴经筋“筋结”病灶图（图4）

经筋循行分布情况：起于拇指爪末端，过鱼际入腕外上侧，上前臂内前侧入肘，过上臂内上侧达肩髃前，上缺盆，下结于胸里，分散过膈，会合胁下，达季肋。

穴位分布主要区域：季肋筋区，胸前外侧筋区，锁骨筋区，肩前侧筋区，上臂上内侧筋区，肘内上侧筋区，前臂内上侧筋区，腕内上侧及鱼际筋区。

主要穴位：季肋筋区穴位，胸前外侧穴位，锁骨筋区穴位，肩髃前及上臂内上侧筋区穴位，肘部内上侧筋区穴位，前臂内上侧筋区穴位，腕桡侧筋区穴位，鱼际及拇指掌内上侧筋穴位。

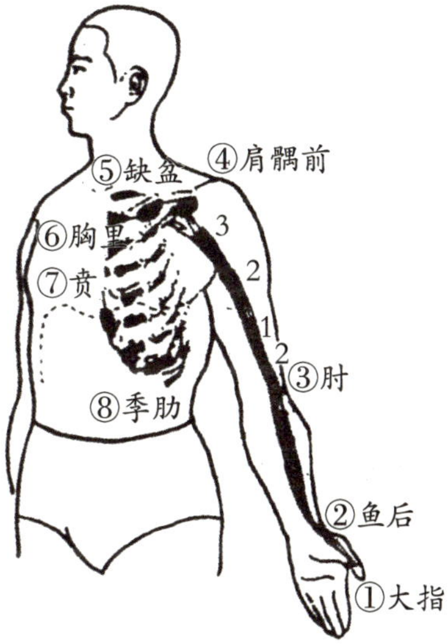

图 4

（五）手少阴经筋“筋结”病灶图（图5）

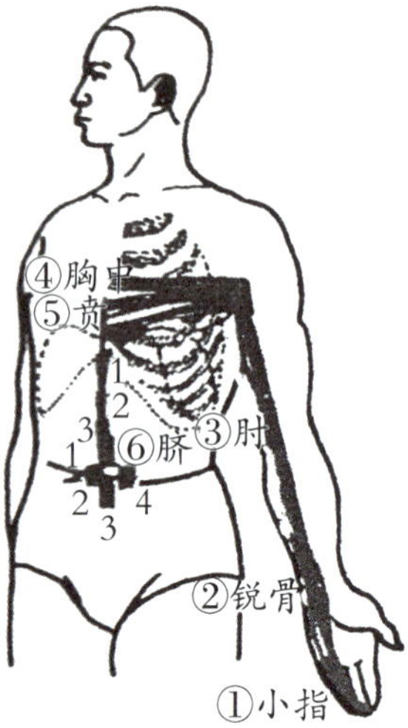

图 5

经筋循行分布情况：起于小指爪内侧，循小指结于锐骨（豆骨），过腕向上，循前臂内下侧入肘，循上臂内下侧上循入腋内，过胸伏于乳，沿膈下达系于脐部。

穴位分布主要区域：胸前经筋区，脐部筋区，腋前侧筋区，臂前内侧筋区，肘内侧筋区前臂内侧筋区，腕内侧筋区掌指内侧筋区。

主要穴位：脐周筋结穴位、前胸中下部筋结穴、腋前内侧筋结穴、肘部内侧尽筋头穴、前臂内侧筋结穴、腕部内侧筋结点、掌声内侧根筋结穴、小指指节筋结点。

（六）手厥阴经筋“筋结”病灶图（图6）

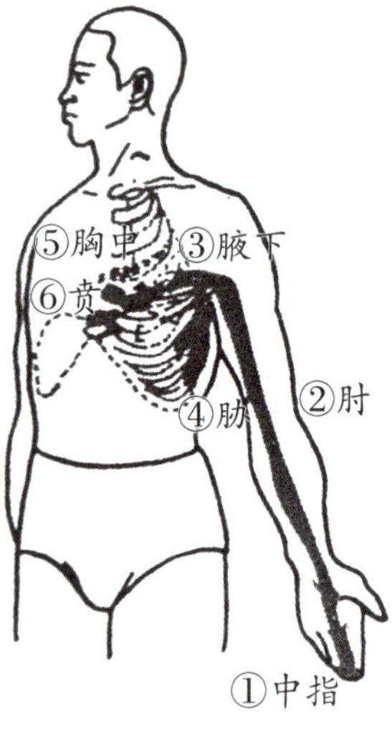

图 6

经筋循行分布情况：起于中指，上循于手太阳及手少阴经线之间，入腕、上前臂同手太阴经筋并行，入肘，结于腋下，散布胸中，结于膈。

穴位分布主要区域：两侧前胸筋区、胁下筋区、腋下筋区、上臂前内侧筋区，肘部附近尽筋上，前臂前侧中部筋区、腕部正中筋区及中指掌各节筋结筋区。

主要穴位：两侧前胸筋结穴、胁下筋区筋结穴、液下筋区筋结穴、上臂内侧筋区筋结穴、肘部前侧肘关节前后尽筋上，前臂前侧正中筋结穴、腕部前侧正中筋结穴、掌中筋结穴、中指各节筋结穴及中指末端经筋穴。

（七）足太阴经筋“筋结”病灶图（图7）

经筋循行分布情况：起于足大趾内侧端，循足掌内侧而上，入踝。直行者循足小腿内侧循行于胫骨内踝上沿，结于膝内侧内辅骨，过膝入大腿内侧，循大腿内侧上循，入结于股骨，会聚于阴部；上向腹、脐，沿腹里达胁、散于胸，并附着于脊椎。

穴位分布主要区域：脊后及腰侧筋区、上胸廓筋区、胁部筋区、脐下筋区、阴器筋区、髀上外侧筋区、大腿内侧筋区、膝区侧附近尽筋上，小腿内侧（胫后）筋区、踝上及踝前外侧筋区，跖筋前侧及拇趾筋区。

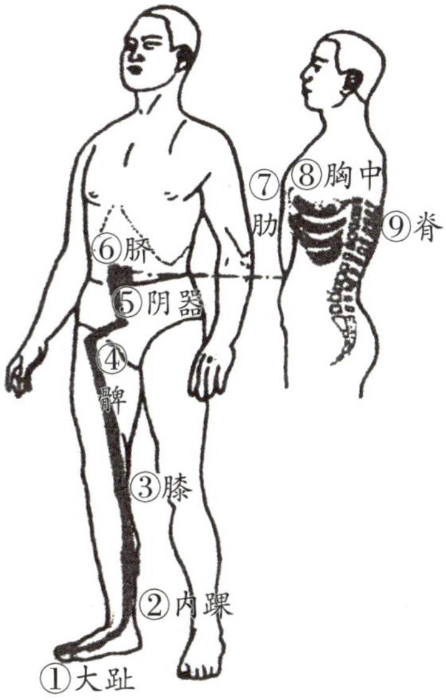

图 7

主要穴位：脊中后侧旁筋结穴、腰侧筋结穴、上胸及胁部筋结穴、脐下筋结穴、阴器筋滞穴、髀内上侧筋结穴、大腿内侧筋结穴、膝内侧经筋头穴、小腿内侧筋结穴、踝后上及前侧筋结穴，跖前沿筋结穴、拇趾外侧筋结穴。

（八）足少阴经筋“筋结”病灶图（图8）

经筋循行分布：起于足小趾下边，同足太阴经筋并行斜向内踝下方，结于中跟，同足太阴经筋会合，上循于胫骨内侧，同足太阴经筋并行，过，沿大腿内侧，结于阴部，沿脊椎旁肌筋上达后项结于枕骨，会合足太阳。

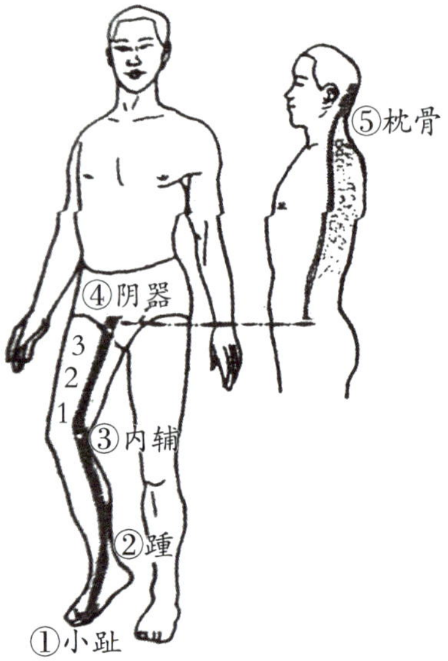

图 8

穴位分布主要区域：枕筋区肌筋、腰脊旁肌筋、阴部肌筋区、大腿内侧筋区、膝内侧肌筋、小腿内前侧肌筋筋区，足踝后上侧筋区、足底中部筋区。

主要穴位：枕筋区筋结穴、腰椎旁筋结穴、阴部肌筋筋穴、大腿内侧肌筋区筋结穴、腘内侧膝周尽筋头穴、小腿内侧筋结穴、足踝后及足跟筋结穴、足踝前内侧筋结穴、足底中部掌心筋结区筋结穴。

（九）足厥阴经筋“筋结”病灶图（图9）

经筋循行分布：起于足大趾上边，循足掌内侧上行，结于足内踝前，过踝，上循小腿内侧胫骨内侧，结于胫骨内踝下，过膝上行于大

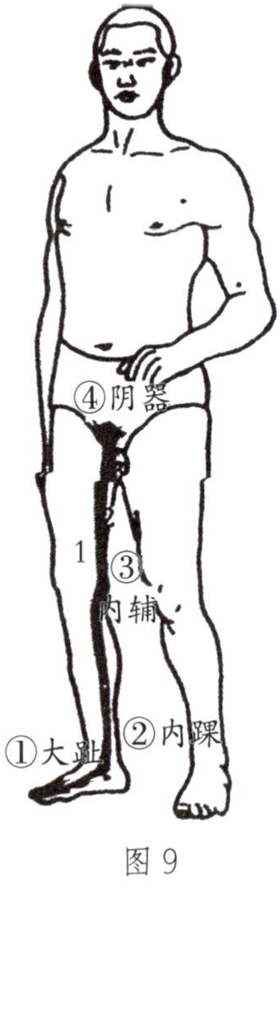

图 9

腿内侧，上行结于阴部，联络各筋。

穴位分布主要区域：阴器筋区、大腿内侧筋区、腘内侧胫内踝筋结区、小腿内侧上沿筋结筋区，踝筋区，足掌内上沿筋区，拇趾内上侧筋区。

主要穴位：足大趾内上侧筋结穴、足掌内上侧筋结穴、内踝内侧筋结穴、小腿内上侧筋结区筋结穴、胫内髁筋区筋结穴、大腿内下侧筋区筋结穴、阴部筋区筋结穴。

（十）足太阳经筋“筋结”病灶图（图10）

经筋循行分布：起于足小趾，循足掌外侧而上入踝，结于2足跟，上沿筋腱结于腘、分支结于端外，上至腘内，与腘中一支并行于大腿后，结于臀，向上夹脊旁直上至上项，分支结于舌，直行结于枕，上头、下额、结于鼻，分支构成“目上网”，下结于鼻旁；另一支从腋后侧结于肩髃，分支入液征，上出缺盆，向上结于乳突；另一支出缺盆，斜鼻旁循上达颌。

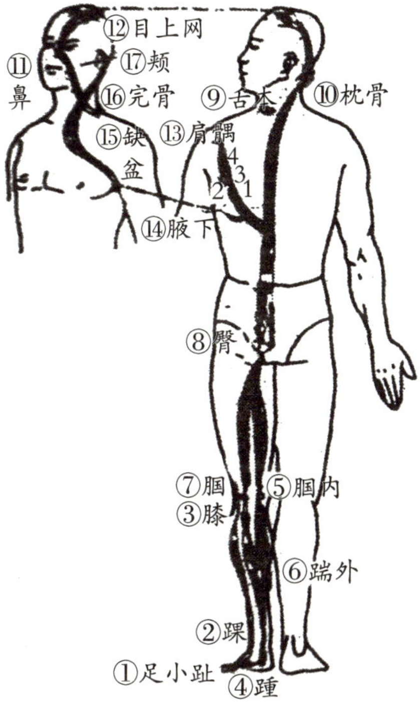

图 10

穴位分布主要区域：足掌外侧筋区、小腿后侧筋区、腘筋区、大腿后侧筋区、臀筋区、背脊华佗筋区、颈后及颈侧筋区、腋肩筋区、头侧及额筋区、面及鼻侧筋区。

主要穴位：小腿后侧筋区筋结穴、腘窝内外侧筋结穴、大腿后侧筋区筋结穴、髀区筋结穴、华佗夹脊筋结穴、颈侧筋区筋结穴、腋肩筋区筋结穴、鼻旁及目上网筋区筋结穴。

（十一）足少阳经筋“筋结”病灶图（图11）

经筋循行分布：起自足无名趾，沿足外上侧结于外踝，上沿胫骨外缘结于膝外侧；分支另起于腓骨，上行股骨外侧，前面结于股四头肌处，后面结于骶骨，直行者上经腰侧、季肋，联乳颈头巅顶交叉，下走下颌部，结于鼻旁，分支结于目外眦，形成“头外维”。

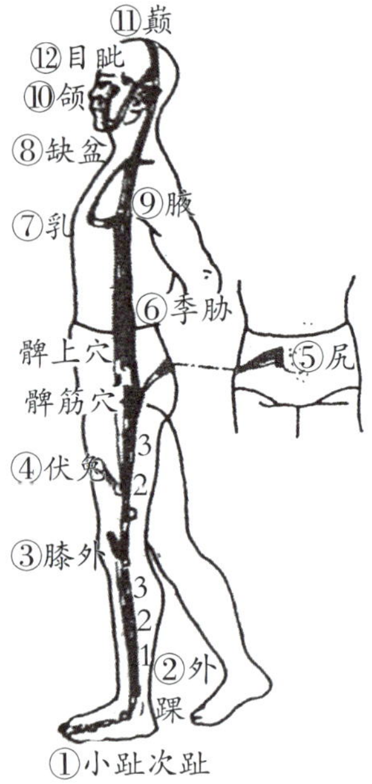

图 11

穴位分布主要区域：头部侧筋区、鼻目筋区、腋肋筋区、臀尻筋区、大腿外侧筋区、膝外侧筋区、足腓侧及外踝筋区。

主要穴位：头侧筋区的筋结穴位、鼻旁及目筋区的筋结穴位、腋胁筋区的筋结穴位、臀骶筋区的筋结穴、大腿外侧筋区筋结穴、膝筋区外侧筋结穴、腓侧筋区筋结穴、踝筋区及足掌外侧筋区筋结穴。

（十二）足阳明经筋“筋结”病灶图（图12）

经筋循行分布：起于足中间三趾，结于足背，斜向外侧一支，盖过腓骨，上行结于膝外侧，直上结于髋关节，上沿胁部，属于脊椎。其上行直者，上沿胫骨，结于膝，分支结于腓骨，会合足少阳经筋。直行者上沿股四头肌处上结于肌骨前，会聚于阴部，向上分于腹部，达上胸结于缺盆，上颈，挟口角，会合于鼻旁，下边结于鼻部，上边结会合足太阳经筋，其分支从两颊结于耳前。在目，足太阳形成“目上网”，足阳明形成“目下网”。

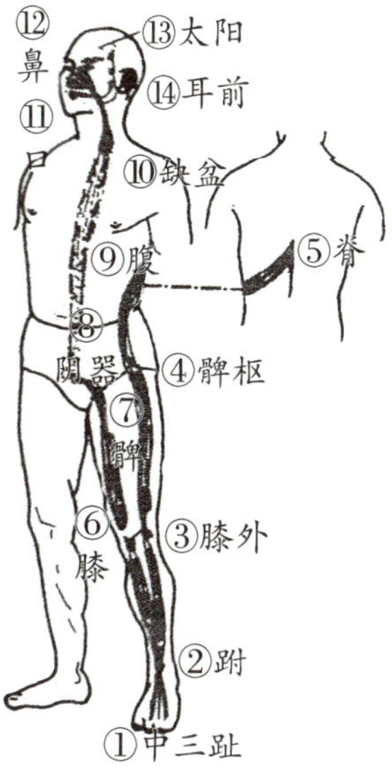

图 12

穴位分布主要区域：目、鼻、耳、口、颊筋区、腰侧筋区、髀筋区、大腿前及侧筋区，小腿前及侧筋区、足背筋区。

主要穴位：五官的耳、鼻、目、口筋区的筋特点、腰侧筋区的筋结穴、髀筋区筋结穴、大腿前及外侧筋结穴、小腿胫腓筋区的筋结穴、足背筋区的筋结穴。

二、局部经筋穴位图

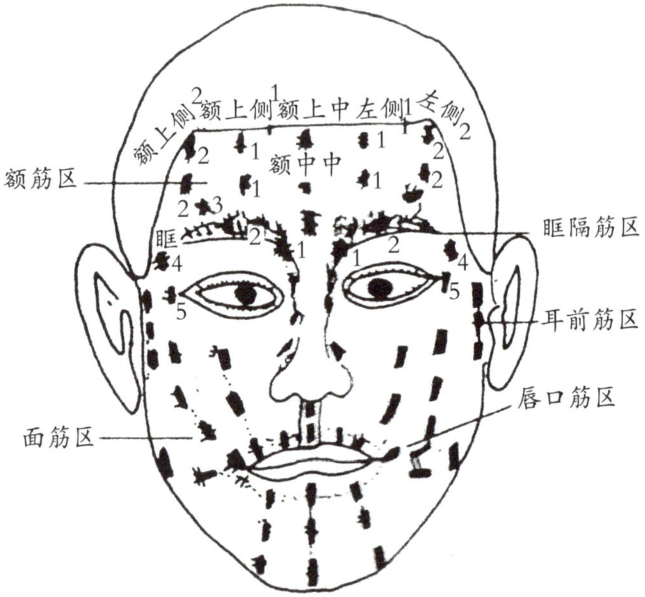

图 13　额面经筋“筋结”病灶图

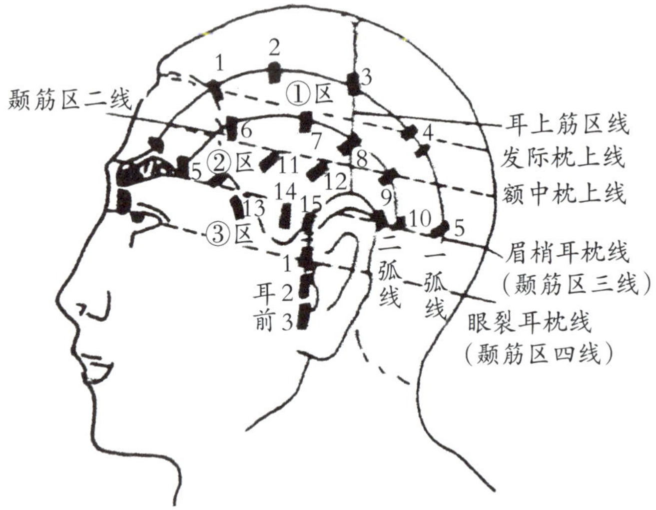

图 14　颞筋区治疗“筋结”病灶图

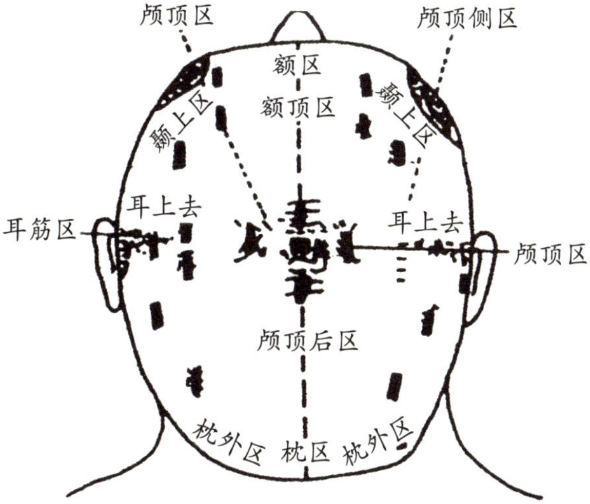

图 15　头顶部区域“筋结”病灶图

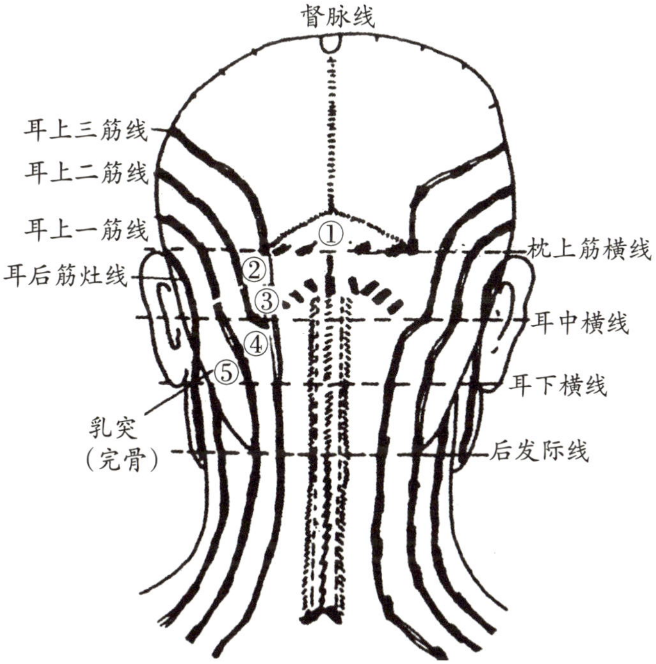

图 16　颈筋区施治“筋结”病灶图

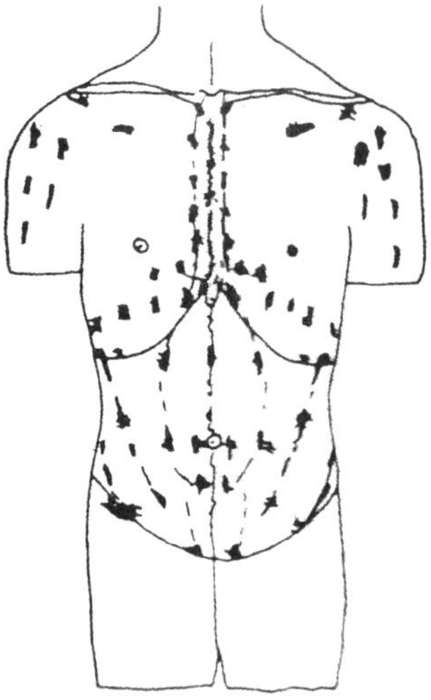

图17　胸腹部经筋“筋结”病灶图

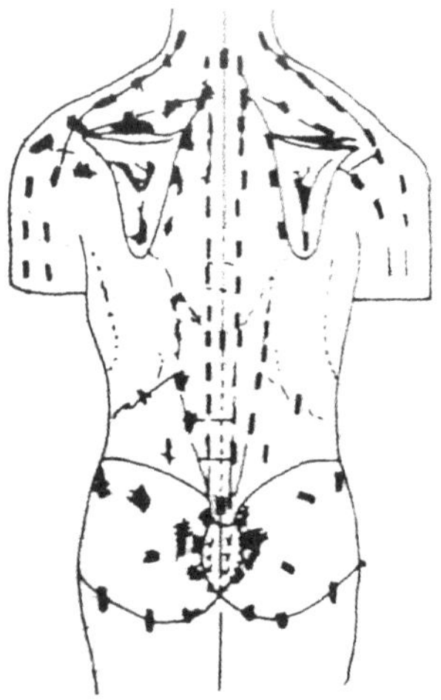

图18　背胸、腰、臀部经筋“筋结”病灶图

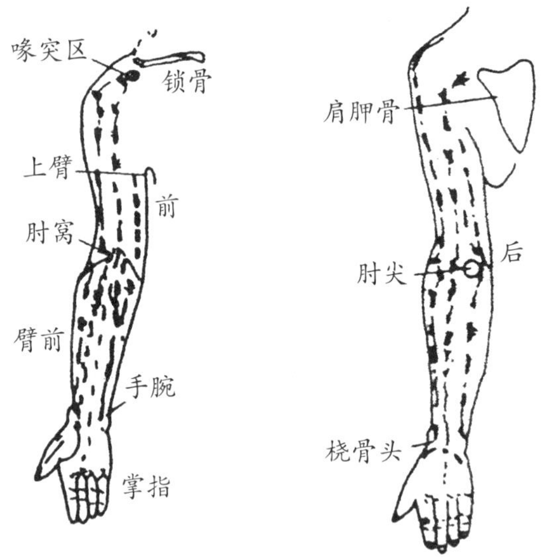

图19　上肢经筋施治“筋结”病灶图

前侧“筋结”图示　　　　后侧“筋结”图示

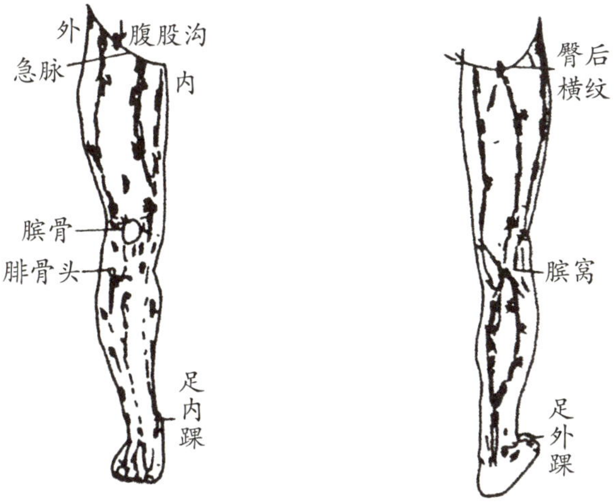

图 20　下肢经筋施治“筋结”病灶图

侧位

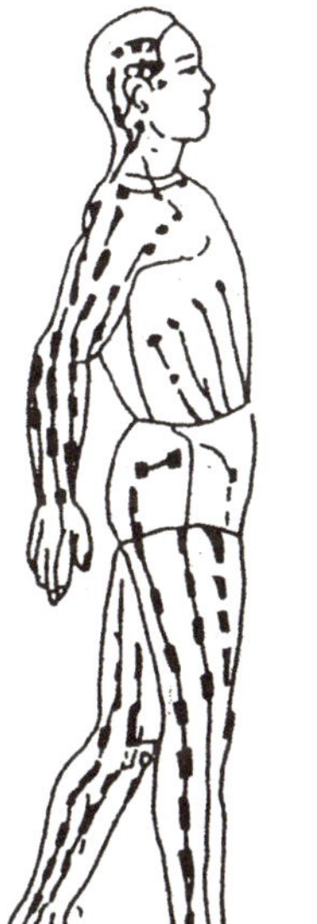

图 21　常见经筋“筋结”病灶图侧位

背位

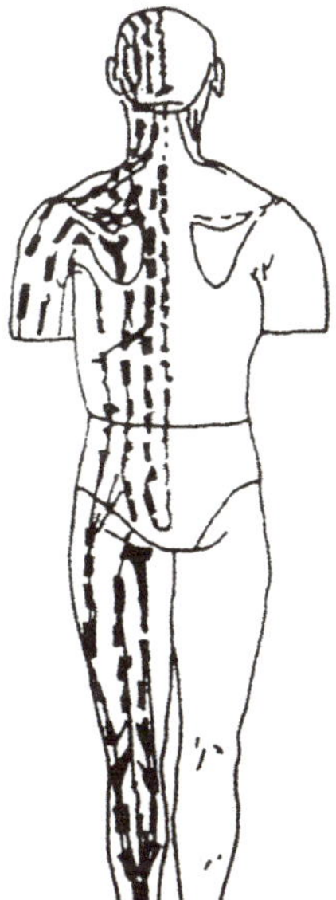

图 22　常见经筋“筋结”病灶图背位

第五章

人体局部经筋结构特点及病灶穴位查灶、理筋、针刺治疗方法阐解

经筋医疗将人体分为两大区域，头、颈、肩、背、胸、上肢为上半部分，腰、腹、臀、下肢为下半部分。每个区域肌筋病变形成的病灶互相影响又相互制约。局部的经筋病变会压迫区域内神经和血管，从而导致人体相应部位的不适和疾病的发生。经筋医疗认为，支配人体上半身的神经是从颈椎发出，向上延伸到颅顶，中至前胸和背部，下经肩胛延伸到上肢；支配下半身的神经是从腰部发出延伸到骶、臀部再延伸到下肢。故经筋医疗在诊疗过程中，必须对区域内的神经循行路线沿线的肌筋进行彻查消灶，才能彻底根治疾患。人体远端的疾患如上肢肘、腕关节疼痛，单纯对肘部腕部的病灶治疗，是难于治好的，至少不能完全根治。只有沿着上肢向上至肩部再上至颈部彻查所有的病灶，并彻底消灶，才可治愈头、颈、肩及上肢的疾患。又如下肢远端疾患，在治疗下肢病灶的同时，也要从小腿、大腿、臀部、骶部至腰部来彻查，只有将整个区域内所有的肌筋病灶都彻查消灶了，下肢的疾患才能根治。这说明了颈部病灶是上半身的根源性病灶，而下半身的根源性病灶在腰部。弄清楚这一机理，就可正确掌握经筋疗法的施治办法。经筋疗法在实践中认识到，经筋病灶的发生一般都有从点到线、从线到面、从面到多维的规律，具有形成区域性的多维性病变的特点。所以，经筋医疗在查灶时必须从病灶所处部位的神经沿线或区域来彻查，在治疗局部病变的过程中彻查根源性的病灶，一定要从根源上解除病灶，这才是经筋医疗的本质。

第一节　人体上半区经筋病灶

头、颈、肩、背、胸及上肢的经筋病灶结构成份、生理病理特点及检查方法和相关疾病的经筋疗法。

一、眶膈筋区病灶结构特点及查灶方法阐解

（一）眶膈筋区结构特点

眶膈筋区是指眼眶周围的筋区，而不是指眼球。眶膈区的上缘是髂骨，内缘是鼻骨，下缘是颧骨，外缘髂骨与颧骨的互相衔接处，既有髂骨的成分，又有颧骨的成分。整个眶膈由骨性组织围绕而成，内藏眼球。眶膈区的筋膜及神经血管特别丰富，其生态状况如何，直接同眼球及头部健康，关系密切。

（二）眶膈区的筋结穴位

眶膈区鼻睫内缘 1 号穴位由内向上、向外、向下，共有八个穴位，如图 1。

1. 眶 1 号穴位位于眶膈的内下侧，穴呈小长方形，自上而下延伸，内侧为睫部，内含丰富的鼻睫纤维。1 号穴位内下侧，分布有鼻泪腺及鼻泪管，它是收集眼球鼻泪腺分泌的泪液，向鼻孔排泄的器官，当鼻泪腺或鼻泪管分泌排泄受到阻滞时，便引起急性或慢性鼻泪腺或鼻泪管的炎症，严重阻塞时，可导致眼球滞肿及胬肉攀睛

的发生。故疏通眶膈 1 号穴位，具有调节与治疗急性鼻泪腺炎、眼球滞肿、胬肉攀睛及降低眼压等功效。

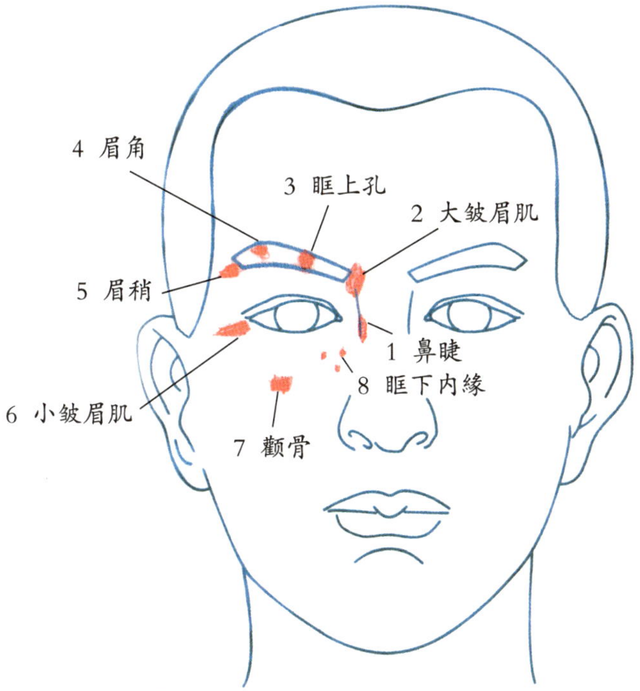

图 1

2. 眶 2 号穴：穴位位于眼眶的内上角。检查及调理操作时，用掌功手的大拇指尖，置于眼球的内上角，借助手的合力作用，以拇指尖，由外向内，作轻擦的切拨动作，当拇指尖触觉一小片状的筋膜时，便是眶 2 号的 B 点，给予切拨数次后，顺将手势转向眉头。眉头上的眶 2 号病灶，属于大皱肌的肌腹，病灶呈玉米粒或花生米样大小，质地硬结。病灶结硬程度越明显，反映病情越重。大皱眉肌的“筋结”病灶是经常性眉头痛及青少年视力降低的常见筋性致病因素，好发于电脑操作者及青少年学习紧张的学生。故消除大皱眉肌的“筋结”病灶，是治疗及预防眉头痛及青少年假性近视眼的有效方法。此外，眶2号穴，对面瘫合并大皱眉肌病损者和面肌痉挛者，亦具有医疗效果；对于经常头晕头痛的病例，亦具有治疗的价值，但要把施治的范围，扩大到额前区域，最好在髂前同时施行拔罐调理效果更佳。

3. 眶3号穴位：穴位位于眼眶上缘额骨边缘的中部，穴位呈一个切迹样的凹陷。用掌功手的大拇指尖，作为查灶及清灶工具。当拇指尖切入凹陷的切迹，并作轻擦的切拨时，便发觉切迹内，存在一片小小的筋膜：筋膜甚为敏感，用指尖固定小筋膜，令病人看自己的一个手指，病人会觉得一个手指变为两个手指，是病人出现复视的征象。那片小小的筋膜，可能是外展神经，不可重压，只能使用轻轻切擦的手法施行切拨调理。眶3号穴位的消灶调理，主要用于治疗小儿先天性斜眼症，临床疗效显著；对外伤性的眼球斜视，亦有效果。

4. 眶4号穴位：位于眼眶上缘的额骨表面。病灶呈条索样，隆凸于骨面上。用掌功手查灶，可见到病灶紧贴额骨面上，伴随有动脉搏动感。查灶及消灶时，主要是针对病灶周围的“筋结”即筋性组织实施查灶及消灶，不是针对穴位中的神经及血管。此项宗旨必须明确。眶4号穴，可能是滑车神经或眶上神经的延续伸延。故查灶消灶，要慎重处理。眶4号穴，具有双重的调节医疗功能：一是对眼球的疾患，如眼压增高、视神经病变、脉络膜病变等，具有调节效果；二是对大脑的疾患，如大脑功能降低、脑压增高等，也具有调节的功效。

5. 眶 5 号穴位：位于眼眶眉梢外上缘。该处存在一块倾斜状的额骨，在局部稍隆起，其后侧，为一凹陷的小窝，小窝内有神经及血管穿出，属于足太阳经筋循行的终末点。查灶消灶时. 主要在斜骨嵴面操作，将局部的“筋结”疏通，令神经血管顺利通畅不受阻碍。针刺时，也将针尖刺在斜骨上，若在斜骨后的窝凹处入针，容易刺伤血管而发生出血。眶 5 号穴位，适应于调治眼疾及大脑的疾患。

6. 眶 6 号穴位：位于眼裂外下侧的骨面上。该骨呈一个小凹陷的骨质，内缘稍隆起，属于颧骨与额骨的交会处之外，是足阳明经筋图线行程的终点。查灶消灶时，用掌功手大拇指尖作为检查工具。在运用手合力的协助下，触到凹陷的穴位。该穴位比较敏感，属膜性组织的筋结，触拨时，感觉可向颞部及眼眶传导。消除 6 号穴位病灶，具有调治脑部疾患及眼球疾患的功效。常用于配合颞区的治病使用，单独使用本穴位治疗的机会较少。

7. 眶 7 号穴位：位于眼眶下缘外侧的颧骨骨面上。该处有颧骨大肌附着点的 A 点，下联口唇的轮匝肌，内联颧骨大肌的另一个附着点 A 点：病灶呈横贯形状，横盖在颧骨的眶下缘表面；颧骨的正中下缘，是眶下孔，孔 I 内有眶下神经及血管穿出，孔的周围，常存在结节性的“筋结”病灶，可以同时加以消灶处理，但要注意不伤害出孔的神经及血管，否则出血较多，难于制止。眶 7 号穴位，是治疗眼疾、面瘫及面肌痉挛的常用穴位，一般常把它配合面部穴位及眶 8 号穴位并联使用。

8. 眶 8 号穴位：位于颧骨内侧及鼻骨外侧的骨表上。穴位存在三个小病灶点。一是颧骨小肌的 A 点，位于颧骨的内侧上缘；二是提上唇肌的 A 点，位于眼内眦下缘的骨面上；常成为眼内眦泪腺管向下流通的碍阻之物；三是靠近鼻硬骨外侧的提上唇肌的另一个 A 点。眶 8 号穴位的查灶及消灶，是调治眼球疾患、面肌痉挛及面瘫的常用穴位。

二、颞筋区的经筋病灶结构特点及查灶方法阐解

（一）局部区域组织结构特点

颞筋区，位于人体头部的外侧。其上侧为颞上线，内侧为眼球的外缘，下侧为颧骨的上缘，外侧为耳朵的前缘。颞区的查灶检查，重点是三肌、一膜及一线的病灶检查。（如图 2）

（二）颞筋区查灶方法阐解

1. 颞区的三肌病灶：

（1）小皱眉肌病灶：位于眼眶外缘、眼眉外稍与颞肌的交会处。病灶呈斜而带横地由眼外侧向耳前区的方向行走，用掌功手的大拇指尖，作为检查工具，借助手的合力，由下向上或由上向下作切拨时，可以触及小皱眉肌的病灶呈蒜米样大小的硬结，并存在“灶中灶”的微小结节，反应甚为敏感。

（2）颞肌病灶：颞肌的前侧为大颞肌，后侧为小颞肌。用掌功手的大拇指尖作为检查工具，将大拇指尖置于颞部前侧的头发交界处，令病人咬牙时，指尖即产生颞肌活动的病灶体手感，此为颞肌

的一号病灶；然后将拇指尖向后移动，并作切拨动作，即可触及颞肌的二号病灶体；继续向后移动，并作切拨动作，便可发现颞肌的三号病灶。颞肌的 B 点附着点，位于下颌骨的冠突，也成为颞肌病变的好发点。

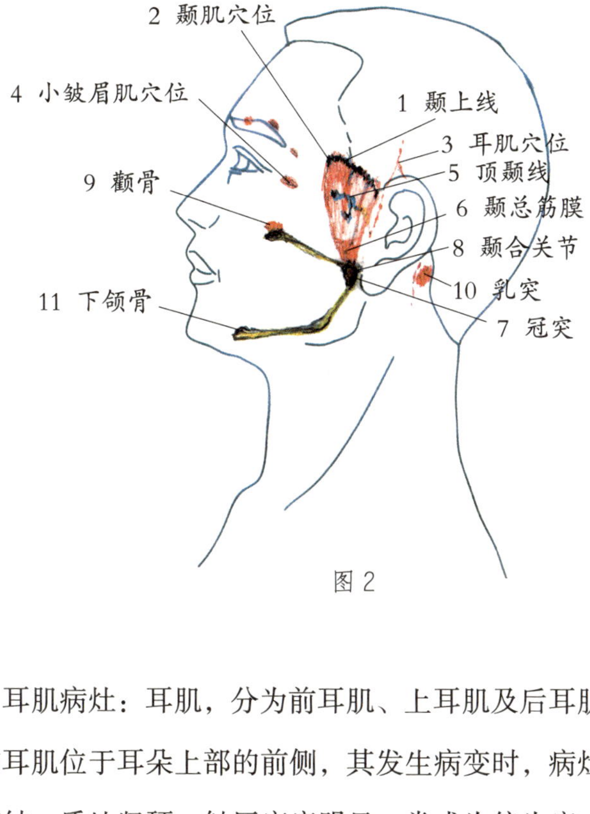

图 2

（3）耳肌病灶：耳肌，分为前耳肌、上耳肌及后耳肌的三个小肌肉。前耳肌位于耳朵上部的前侧，其发生病变时，病灶呈手指样大小的筋结，质地坚硬，触压疼痛明显，常成为偏头痛、脑智力降低的筋性致因，也可成为耳聋、耳鸣及筋性晕眩的致因，消除其聚结的病灶，具有显著的医疗效果。上耳肌，连接前耳肌，位于耳朵的前上侧，向头顶部蔓延。上耳肌形成筋结时，常引起头部外上侧产生麻木感；下耳肌与上耳肌连接，位于耳后区。后耳肌形成筋结时，常引起患者发生晕眩症，是筋性晕眩症的好发部位，要配合患者的颞区的后颈和侧颈区加以理筋调理，对筋性晕眩症，具有显著的医疗效果。

2. 一膜病灶：系指颞筋膜而言。颞筋膜，是包裹颞肌下段的一块厚筋膜，其内侧与颞骨膜相连，后与耳筋膜连接，下与颧骨骨膜联结，颞筋膜发生病变时，于筋膜之内，可以查及呈小索样及线性状的“筋结”病灶体，常导致颞侧部发紧、颞区不适、下颌开合不利等症状发生。用手法调理颞筋膜病变的效果，不太理想，用针刺“灶中灶”的刺治，疗效显著。故常用针刺的方法调理。

3. 一线病灶：位于颞区的中上部，病灶呈弯曲的S型，由耳前肌向颞肌向伸延，大小如铅笔，长约4—5cm，可能是顶蝶线的骨间筋性组织。脑外科常从该处打开一个洞口，以减低脑压。经筋医疗，对一线病灶特殊功能的认识及治疗措施，不是施行手术减压，而是通过运用针刺消灶，使脑内外的空间互相沟通，产生减低脑压作用。日内瓦推拿按摩学院著名的基恩教授，运用按摩手法，做到迅速排除脑内淤血作用的医疗效果说明，理筋及按摩推拿，特别是加用针刺病灶的物理医疗手段，其深奥的科学原理及客观性的医疗效果，是巨大的。但这一医学领域，从事这方面的研究者，为数不多。

4. 颞区的动静脉形成的病灶，有颞静脉丛病灶及颞动脉硬化的病灶。

三、面部筋区的经筋病灶结构特点及查灶方法阐解

（一）面部区域局部肌筋结构特点

面部，是指人体面部所处的区域而言。面部分为左右两块。其上界是颧骨、下至下颌骨，内侧为门唇部、外侧为耳朵。面部突出的肌筋结构，是循环于口唇一周的口轮匝肌。在该肌的上侧，有提上唇肌；外上侧有大小颧肌；外中部，有表情肌及咬肌；下唇的结构，有降下唇肌、降口角肌及颏肌等。见图 3。

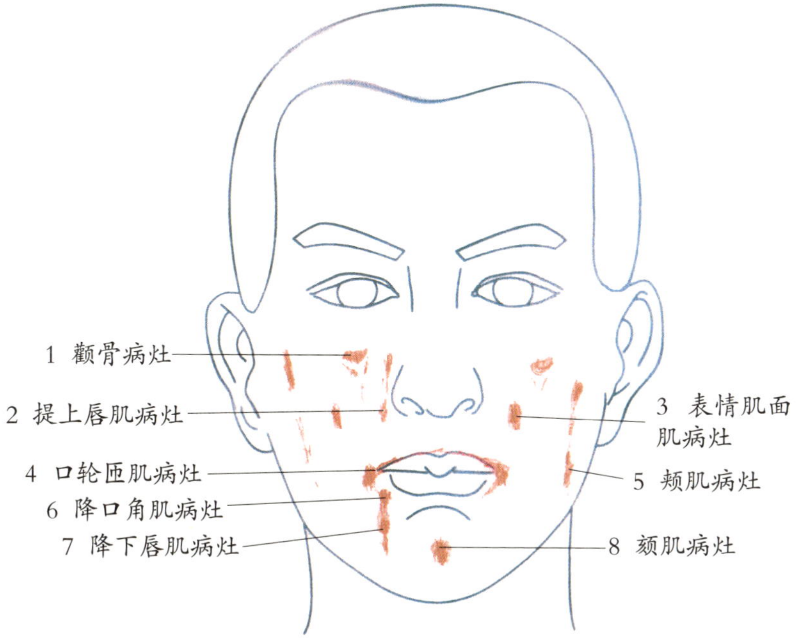

图 3

（二）面部肌筋的常见病变

面部肌肉发生的病变，常见有脑中风面瘫、外周神经麻痹面瘫及面肌痉挛等。脑中风引起的面瘫，常见于脑血管栓塞、脑溢血及脑肿瘤。此外，脑外伤脑内囊肿，亦可以发生中枢性面瘫。外周神经麻痹引起的面瘫，最为常见，它主要的临床特点是缺少脑病变的病史及临床体征，只有面瘫的体征及症状表现。脑血管意外发生的中枢性面瘫，要判断脑意外发生之后，脑的功能是否已经恢复。如果脑的功能已经完全恢复，遗留下来的面瘫会有不错的医疗结果。外周神经麻痹面瘫，其治愈率极高，关键是要把面肌痉挛形成的“筋结”病灶彻底地消灶解结，清除所有的结灶，面瘫即可康复。

（三）面部“筋结”病灶查灶检查

以掌功手的大拇指及食指，作为检查工具。检查时，以该两手指的捏合力，协同把面部已经形成“筋结”的面部每一块肌肉，逐一提起查灶，然后采用“固灶行针”的针刺方法，将硬结的病灶，予以穿刺性的刺治，令其解结，逐步吸收、软化，恢复面形。一般来说，面瘫的治疗如果只用按摩或理筋手法，是难以解除其面肌形成的“筋结”病灶，只有使用针刺方法，才能收到满意的医疗效果，即使是面瘫十年，也能治好。

注：经筋医疗认定，头部眶膈区、颞区和面部肌筋痉挛结灶是导致面部神经麻痹形成面瘫的主要因素。这种面瘫与中风、脑溢血导致的面瘫不同，它只是面部肌筋的变态，不存在中枢神经损伤，它主要是由于不良气候（风寒）中医称为“邪气”的入侵，导致面部局部肌筋挛缩不解，从而出现一侧口眼歪斜、流口水、

上下颌咬合障碍和眼睛闭合不利等症状。针对以上病症，只要不是中枢神经损伤，如中风、脑溢血等引起的后遗症，经筋疗法遵循人体经筋病灶区域划分，从眶膈区、颞区、和面部筋区进行查灶，将触查到的病灶逐一解结消灶进行治疗，类似的面瘫患者一般一到两个疗程（一个疗程十次）就可以治愈。

面瘫病例举例：

1. 唐 ××，男，54 岁，广东东莞市某外资工厂门卫。2011 年 6 月 19 日早上醒来发现左面部麻木，喎唇向左侧歪，口水自溢，左眼闭合不利，当天上午即来求治。问及原因，得知患者昨晚值夜班，由于天气闷热，开着风扇睡觉，然后出现症状。经筋查灶，发现患者左侧面肌紧结，口轮匝肌左侧有黄豆粒般的病灶，质地坚实；唇肌、颧肌呈现不同程度的紧挛；颞颌关节开合不利；颞筋偏紧触痛明显；大小皱眉肌、耳肌较硬有拨痛。此症为局部受凉引发的面部痉挛导致神经麻痹。采用手法理筋舒缓痉挛的面部肌筋；以毫针对紧结病灶实施针刺消灶；尔后在面部作闪罐走罐，进一步松解面部肌筋。头次施治，面部紧挛的肌筋即有松解，流口水就停止。连续施治六次，口歪眼斜消失。继续巩固治疗六次后痊愈。追踪两年无复发。

2. 刘 ××，女，29 岁，2016 年 6 月天气闷热，某天晚上睡觉整夜开空调，第二天起身后左边面部麻木、流口水，吃东西吞咽困难，左眼不能完全闭合。到广西某医院中医针灸科求治，连续针灸治疗一个多月未能见效，之后转投经筋疗法施治。经筋查灶发现患者左面部颞颌关节筋结病灶突出，触按反应强烈；口轮匝肌、降下唇肌、提上唇肌、面表情肌都呈紧结僵硬，病灶明显；眼眶膈区颗粒病灶触碰反应敏感，尤其眶上孔3号病灶坚实压痛强烈。颞区颞肌、耳肌、小皱眉肌偏紧。治疗时先对眶膈区颗粒病灶以指尖作切拨按揉，对面肌紧结肌筋作提捏揉捻理筋，对颞肌作切拨推按揉捻理筋；待肌筋舒缓松解后，对检查发现的病灶施以经筋针刺进行解结消灶；尔后在患者面部以小型空罐作闪罐走罐，以增进面部血气循环。经五次施治，患者左面重见表情，吞咽明显改善，眼睛能够闭合，但面部仍然稍有发紧。继续施治十次后症状消失，再巩固治疗五次后痊愈。

这是一组部分面瘫病例治疗前后照片对照：

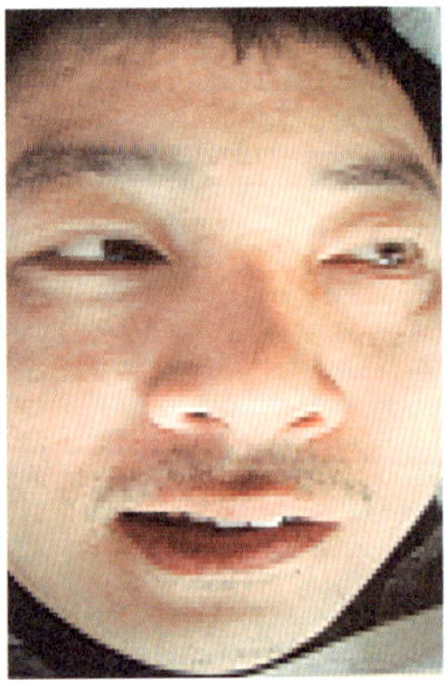

治疗前

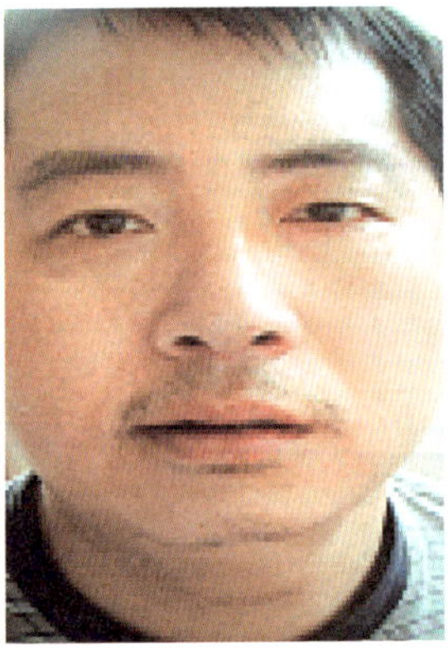

治疗后

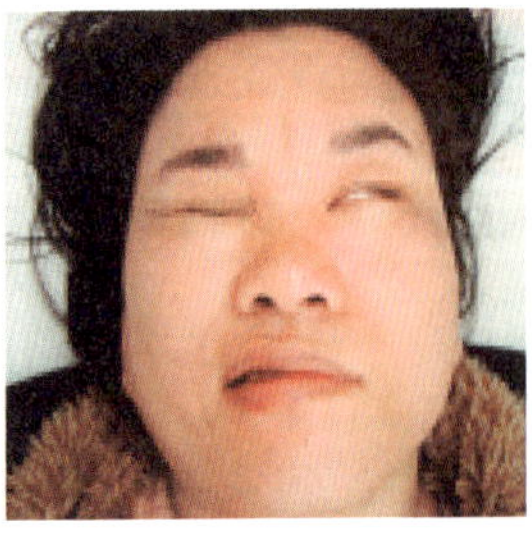

治疗前

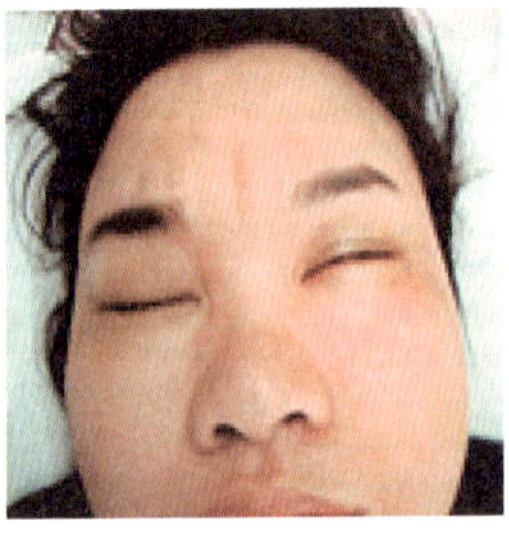

治疗后

四、头颅顶部经筋病灶结构特点及病灶穴位查灶方法阐解

（一）头部生理结构及生理病理特点

头部颅骨，内存大脑，是人体的生命中枢；大脑发出的延髓及脊髓，通过颈椎，下达胸椎，沿途发出支配人体全身的神经纤维，是人体感觉及动态活动的支配器官。由此可知，头颅对于人体的生命及生存活动，十分重要。

头部颅骨，由八块骨片联合构成。每块骨片之间，都由筋性组织紧密地联结起来，形成保护大脑的外壳。大脑的外壳，有矢状缝、冠状缝、人字缝及多个缝隙的结构。脑壳的缝隙，凹陷的部位，是头部肌肉、肌筋膜、动静脉及支配脑壳神经通行的渠道；包裹于整个头壳的一块连成一片的肌筋性组织，称为帽状腱膜，是起着保护脑壳特殊作用的筋性组织，它由颅脑的枕部，向头额部伸延。总而言之，头部颅脑，可简单地分为两大结构成份：一是头颅，二是脑。头颅的结构，由骨性组织、肌性组织、血管组织及支配头颅的神经组织所构成。头颅的组织结构，在其生理、生态平衡的情况下，起着保护大脑的作用，但颅脑组织本身，也是人体组织结构的一个组成部分，也存在发生病变的可能性，无论是颅脑的肌性组织、筋性组织、血管及支配颅脑外的神经组织，发生了病变，一是出现头颅的病症症状表现，二是影响大脑功能的正常发挥。故此，调理颅脑组织，使其生态功能正常，乃是医学的一项巨大工程。

（二）头颅病灶穴位的好发部位

头颅病灶穴位，好发颅骨缝之间的筋性组织、包裹于头颅的帽状腱膜、头颅肌肉起止点（A — B 点）及其沿线、头颅筋膜、头骨结节的隆起部位等。见图 4。

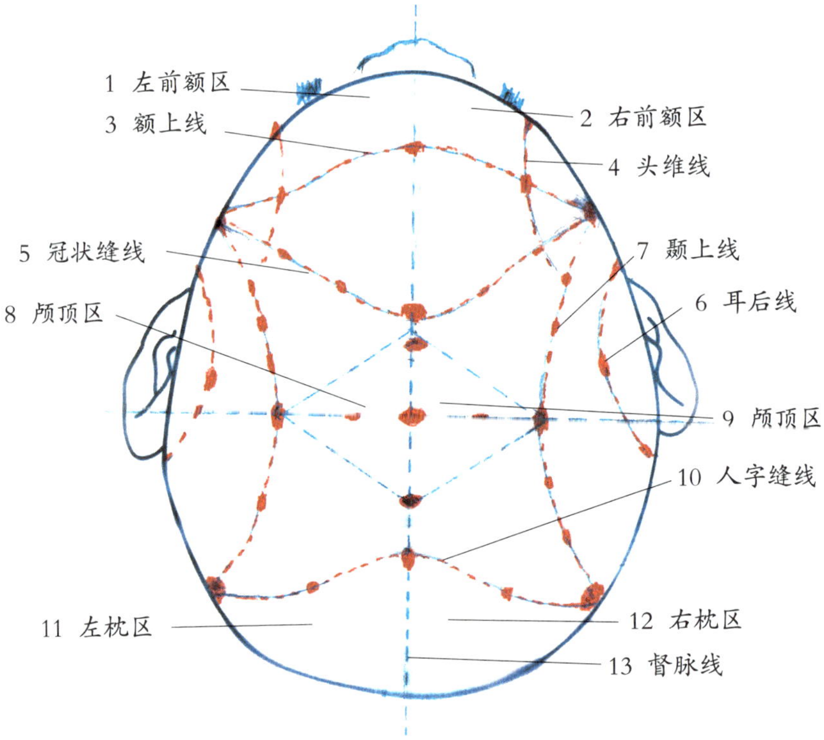

图 4

头颅病灶穴位的查灶检查方法分为区域检查法及缝线检查法两种。

1. 区域检查法。将头部分为额区、颞区、枕区、颅顶区、颅侧区及耳区分别进行检查。检查时的病人体位，由医者根据检查需要，令病人协作转换。检查的手势手法，一般采用掌功手的手法，以大拇指作为检查工具，查灶与消灶，适当结合实施。

2. 缝线检查法。重点对矢状线、颞上线、冠状缝、人字缝、头维线及耳后线进行检查。可根据病情，结合区域检查法实施。

五、颈筋区经筋病灶结构特点及病灶穴位查灶方法阐解

（一）颈部生理结构及生理病理特点

人体的颈部，上接头颅，下连肩胸，是人体重要的节段性区域。颈椎上连颅脑，下接胸椎体，外接两个上肢。颈椎，承受着两大负荷：一是担负头颅向下垂直的重力；二是担负两个上肢劳作时的支持力，以稳定人体，并与人体的上身，保持稳定的恒力作用。因此，颈部是人体生息劳作的重点环节。颈部发生的肌筋劳伤、劳损病症，最为常见。

人体颈部是具有神经、血管及肌筋的特殊性结构体。颈部除了颈椎内的脊髓发出的臂丛神经，还有颅脑发出的脑神经及植物神经节。颈神经既支配头颅、颈部、上肢，又有神经分配至胸腹。颈椎内，有椎动脉穿梭经过。颈部的前侧，有颈动脉、颈静脉，有气管，是人体生命的重要枢纽。

颈部的肌筋，具有特殊性的结构体：它既需要稳定头颅和颈部的肌肉结构，又有颈部活动的肌肉结构体。翻开颈部的胸锁乳突肌，可见其下分布着丰富的神经血管，说明颈部肌筋的生态状况如何，势必涉及人体的健康状态。胸锁乳突肌或斜角肌的强烈性收缩、痉

挛，势必相应地对其从肌肉穿梭而出的神经及其深层的神经产生压迫性的影响。因此，临床上出现的神经或血管病症症状，从表而上来看，似乎是神经、血管的病症症状表现，但实际上是肌肉痉挛压迫的结局。只有解除肌肉的痉缩，才是治本的根本措施。经筋医疗，明确了颈部病症“标与本”的本质关系，不仅在治疗人体颈部的病症时取得了突破性进展，而且对于人体的健康长寿，也从人体颈部结构的特点，采取正确的措施，获得了新的突破性进展。

（二）颈部病灶穴位的查灶检查方法

颈部病灶穴位检查，分为颈前、颈侧及颈后三个区域分别行检。

1. 颈侧区的病灶穴位查灶：颈侧区，分为三线检查，见图 5。三线的顺序划分如下。

一线病灶。位于斜发际与横发际的交会处，该处为起点，向下颈延续，直达肩部。一线的常见病灶特点：①起始点的病灶，呈颗粒状，颗粒越大，病情越重，常成为头晕及植物神经紊乱的筋性致因。故将起点的病灶，称为晕点。用按摩方法不易消除，需用针刺，才能解决。②起始点向下伸延的病灶，多呈线片样，移动度较大，针刺片性病灶时反应敏感，即时显效。③一线延伸至上肩部时，病灶呈索样紧结状态的病灶体征，移动度较小，可用按压法固灶行针治疗，刺治的深度不宜过深。本索样病灶，是筋质与神经纤维的联合结构体，对颈肩病变，具有特殊疗效，许多被称为顽固性的颈肩病症或颈椎病，经治 3—5 次，即可解除。

二线病灶。位于一线与颈椎横突之间，上段的病灶，呈颗粒样型，上一颗粒，属于头颊肌病灶，下一颗粒，是颈颊肌病灶，用针

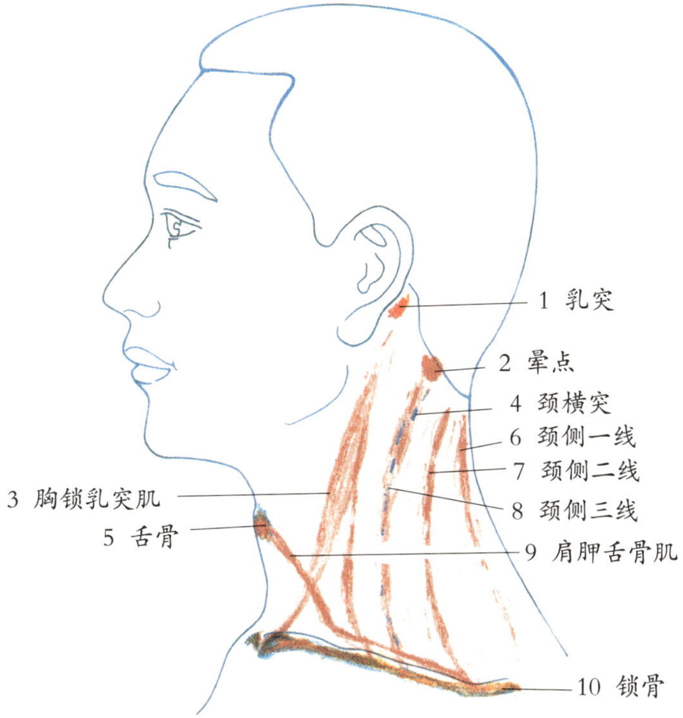

图 5

刺施治，对解除颈部转动困难，具有突出的疗效。

颈横突病灶。颈横突 2—4 的后侧，是肩胛提肌附着的 A 点；颈横突外侧 1—6，是斜角肌附着的 A 点；肩胛肌的附着 B 点，在肩胛骨内上角；斜角肌的 B 点附着点，分别是第一肋骨的内侧及第二肋骨的前侧肋骨粗隆。肩胛提肌劳损发生痉缩，是导致颈肩区病症症状出现的筋性致因，而且，是十分常见的致因；斜角肌劳损，出现颈前、颈侧及前胸的病症症状，也是颈胸筋性因素致因好发部位；骨伤科所称的前斜角肌综合征，被列为病因未明的病症，经筋医疗的实践及医疗效果说明，前斜角肌综合征的致病因素，乃由于前斜角肌的劳损所致。

颈侧三线病灶。本线病灶，位于颈横突与胸锁乳突肌之间，以其上段的部位，为病灶的好发点；病灶呈线片状，触查时，用掌功手的拇指尖，向前或向后拨动，便可发现病灶的体征，用针刺治时，针感向头部放射，可能是枕大神经受激惹的反应，对医治颈侧筋区疼痛及头部枕区的疼痛，具有立竿见影的特殊疗效。

胸锁乳突肌病灶。该肌是颈部最大的一块肌肉，其形成的病灶，好发于乳突的前隐窝及后隐窝，为该肌的 A 附着点。该肌的 B 附着点，分别于胸锁关节及其外侧的锁骨。经筋医疗，常将胸锁乳突肌肌腹的上段病灶，分为肌前线、肌中线及肌后侧线的三线检查，胸锁乳突肌病灶的密度越大，临床发生的病症越多，它可以引起斜颈症的发生，可以形成肌质收缩，压迫肌质内的神经，压迫其深层的颈神经、植物神经及通向胸腹部的神经，临床上发生相应的神经受到卡压性的症状表现。故对胸锁乳突肌的查灶、消灶、针刺，使其从新松软，减少对颈部神经的压力，是解除人体头部、颈部、肩部、上肢乃至胸腹病症的关键部位。值得提出的是，胸锁乳突肌形成病灶而卡压颈部星状神经节，临床出现交感神经兴奋时，病人表现出头部多汗、面色潮红、睡眠欠佳、精神兴奋、难以安静等植物神经紊乱症状，医者多不认识其病症产生的根源，导致患者多方求治而无效果的临床现象，并非罕见。经筋医疗认识到胸锁乳突肌是其根源，采用消除该肌病灶的措施治愈患者，显示了经筋医术高超的医疗水平。

2. 颈前区的病灶穴位查灶法。

颈前区肌筋生理结构及生理病理特点阐解。

颈前区，是指人体颈部前面的区域。其下界为锁骨，上界为下颌骨，中间有气管、甲状软骨及舌骨，两侧有颈动脉、颈静脉。颈前区，上与咽喉部相通，下与胸腔相连接，是人体重要的生命中枢之一，但同时又是人体疾病的好发部位。虽然人们知道颈前区域对人体的健康非常重要，但对于颈前区的疾病仍然束手无策。经筋医疗，通过对人体颈前区域组织结构的生理病理特点，进行深层研究，取得了多项突破性的医疗效果。现将其查灶消灶的方法及有效解决人体颈前区常见疑难病症的经验分述如下。见图 6。

（1）慢性咽喉炎的查灶消灶方法。慢性咽喉炎发生时，常于颈前区的舌骨两侧肌筋附着点查到“筋结”病灶小点。针对病灶小点，用固定病灶的针刺点刺消灶，对治疗慢性咽喉炎的具有显著功效。必要时，如咽炎可疑合并细菌感染时，加用聚维酮碘溶液局部涂抹，每日两次，连用 2—3 日，形成非药物疗法与药物杀菌疗法相结合的治病方法，则能够对急慢性咽喉炎病症，具有显著的医疗效果，同时具有控制慢性支气管炎发作的医疗作用。本方法对老少病人及体弱多病的病人，皆可适用，无毒副作用。如若病者身体虚弱，结合全身理筋调治，以提高患者的机体免疫力，则效果更佳。

（2）咽喉异物感的查灶消灶方法。咽喉异物感，古称“梅核气”，现代医学里有多种名称，大多认为是病人的思维因素作怪。经筋医疗采用查灶方法，发现本症患者有筋性病灶存在。病灶好发于舌骨两侧的肌筋附着点、甲状软骨周边的肌筋附着点、气管环的

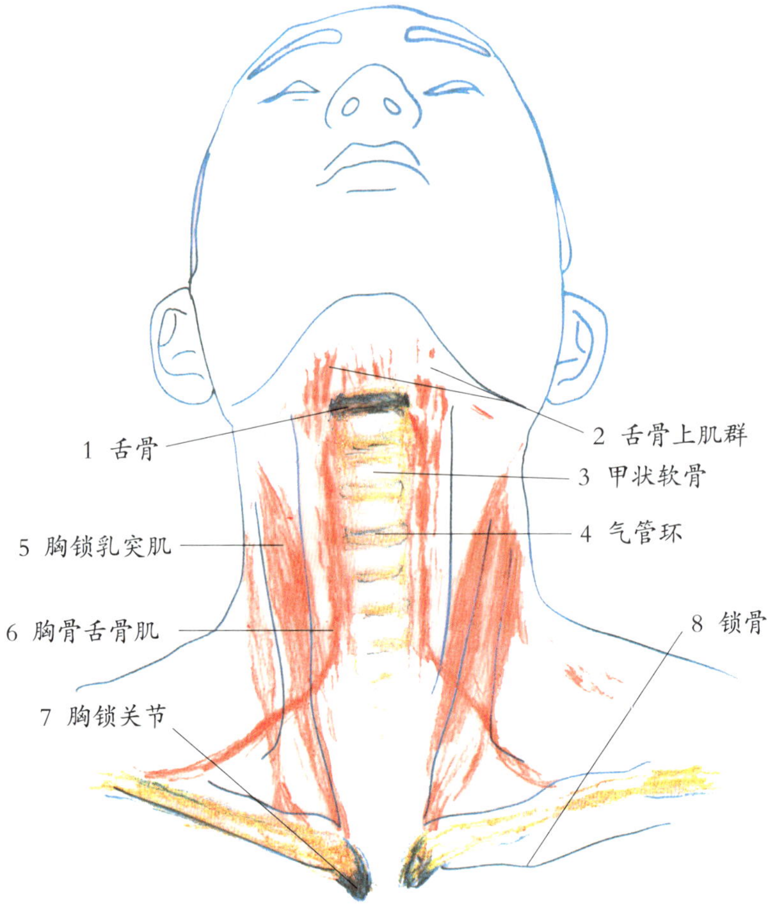

图 6

表层、上胸部等部位，病者多主诉有“四自感”特殊感觉。“四自感”，即胃气上逆感、胸闷感、气促感及咽部异物感。对“四自感”的病人查灶，应将查灶的范围扩大到上腹部、胸骨、胸锁关节及咽喉疼痛，仍以舌骨周边、甲状软骨周边为查灶重点。查明病灶后，采用固灶行针的消灶方法，具有独特的医疗效果。值得提到的是，少数咽喉异物感的病人，是由于胸骨舌骨肌的痉缩所引起，多见于疲劳或有受凉病史的青年妇女，查灶时，可用掌功手的拇指与食指，将该肌提起，循着该肌的循行途程，于其形成结索或结节部位（即病灶），采用针刺治疗，一般施治2—3次，即获痊愈。

（3）弱智儿童或中风偏瘫病人吞咽困难的查灶消灶方法。弱智儿童或中风偏瘫病人，经常出现吞咽困难、流口水、语言欠清等病症，不能单纯地用神经损伤来加以解释，原因是存在肌筋“聚结”。由于颈前区肌筋的挛缩，特别是胸骨舌骨肌的挛缩，导致下颌骨向上合拢困难之时，病者难以将口腔关闭。因此，病人口腔闭合不全或不能闭合，出现流口水、吞咽困难及说话语言欠清的表现。对这种病人，要捡查病人舌骨来自上部、两侧及下侧的肌筋，是否存在“筋结”病灶，如若查出“筋结”病灶阳性体征，应用固灶行针的施治方法，令“筋结”消除，恢复其伸缩功能，诸症便可解除。经筋医疗的大量临床实践说明，单纯用神经支配肌筋，而忽视肌筋的反作用原理的医学观点，是不全面的医学观点。

3. 颈后区经筋病灶结构特点及病灶穴位查灶法阐解。

（1）颈后区的肌筋组织结构及生理病理特点。

颈后区，是指颈部后侧的区域而言。一般而说，该区的上缘是项上线，即以枕外粗隆为中点，分别向枕外两侧延伸至乳突为颈后区的上界。颈后区的下面，以第七颈椎为界限。颈后区的中线，是颈椎的7个后棘突，其两侧是颈后的浅筋及深筋。颈后棘突及深浅肌筋，都可以发生“筋结”病灶。浅层的肌筋以斜方肌筋及项筋膜为主要的筋性组织，深层的肌筋以头半棘肌、颈部的回旋肌及颈椎椎体的多种筋性组织为主体。无论颈后区的浅层或深层肌筋发生

"筋结"，都会导致颈后出现病理性的病症症状表现。其症状表现的轻重程度，同肌筋挛缩的程度成正比例关系。不应认为颈部的病理症状，都是由颈椎的病变所致。实际上，颈部肌筋挛缩发生的病症症状，约占颈部病症的 80%。因此，颈部肌筋的理筋治病方法，具有实用的医疗价值。见图 7。

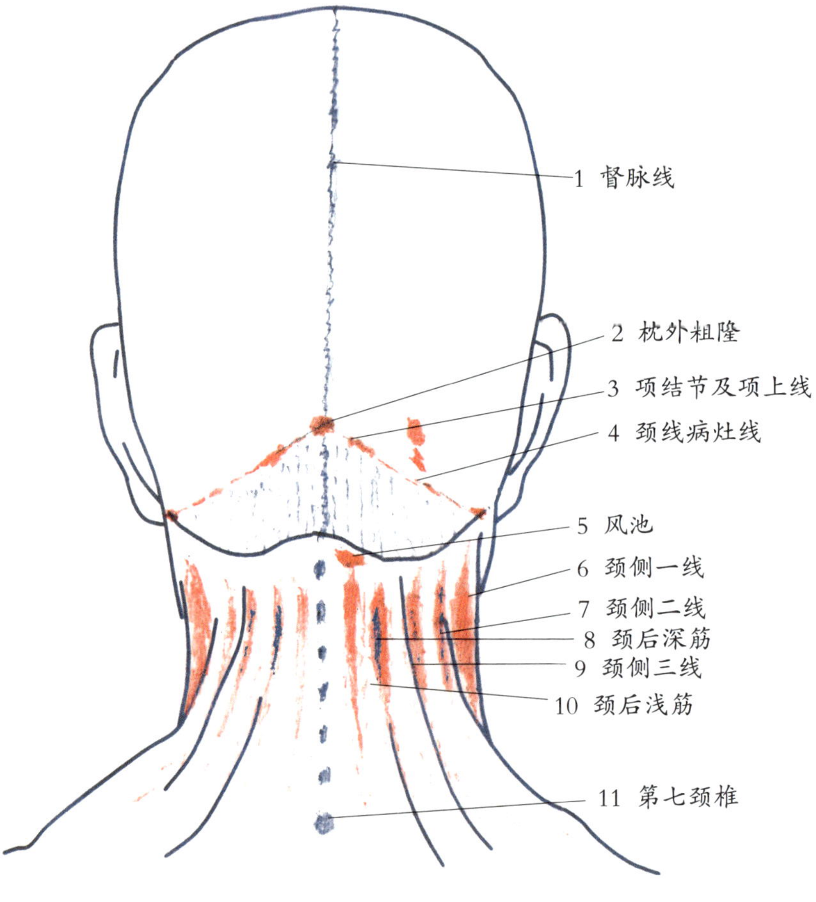

图 7

（2）颈后区的病灶穴位查灶方法。

①颈后正中线查灶。以后颈突为查对象，依次从颈 2—7 顺次检查。用掌功手的大拇指，作为检查工具，不仅于颈后棘突的顶部行检，而且要对后棘突的顶端及左右两侧实行细致的检奋，查到阳性病灶时，要作心记或笔录，然后针对阳性病灶加以处理。

②颈后侧线浅筋查灶消灶。用拇指尖作检查工具，于合力操作原则下，作颈后侧线浅筋的提捏方法或拨动方法查灶。浅筋的病灶，呈线片状，其中存在灶中灶的“筋结”病灶颗。施治时，以颗粒病灶点为重点，实施固灶针刺施治，以浅刺为主要方法，刺针的密度，一般对一条病线，施针 1—2 个点，根据病人的耐受及病情需要，作适当调整。

③颈后项线查灶消灶。以枕外粗隆为中心，向左右两侧延伸，到达乳突为终末点，其中，后项线的中点，有左右两个项结节，亦作为重点；后项线的查灶，结合斜方肌向颈部放射的肌纤维，从其 A — B 点作考虑，即斜方肌的 A 点于项上线，其放射的 B 点，于肩部的相应部位，同时加以取穴。

④颈后深筋的查灶。颈后深筋是指后侧横棘突两旁的颈深筋。该处有左右两侧的两股深筋，用掌功手的提捏手法，可分别提捏或并捏的方法触察。筋结病灶，呈粗索样，粗索越大，病情越重，是颈椎病情轻重的标志。对深筋固灶针刺施治，病情立即缓解，说明此处是治愈颈椎病的关键部位。

颈部深筋，于 X 光胶片，常见浓密度明显增高的阴影，经消灶施治后，在获得症状消除的同时，复查 X 光胶片，可见其浓厚的浓密度阴影同时降低，说明理筋医治颈椎病，具有科学的实物佐证依据。

4. 颈筋区三个部位的联合查灶方法问题阐解。

颈筋区查灶，分为颈侧、颈前及颈后的三个部位实施查灶，一般而说，以颈侧位的查灶为重点。因为颈侧区，是人体肌筋及神经血管分布的集中区域。而且，是直接涉及头部、上肢乃至胸腹的枢纽。故常规的颈部查灶，是针对部分病人，同时存在颈后或颈前的并发病症，而采取相应措施的医疗行为，一般不作为常规查灶检查。

六、肩部经筋病灶结构特点及病灶穴位的查灶方法阐解

（一）肩部区域肌筋生理结构及生理病理机制

人体肩部，是指人体上身内接颈部、外连肩部上肢的区域而言。该区前有锁骨，后有肩胛骨，肌筋集中于岗上区域及岗下区域，主要由肩胛上神经支配。由该支神经与岗上肌、岗下肌及浅层的斜方肌，联合构成人体的一个节段肌肉与神经渗融性结构的功能单位。经筋医疗，将肩部区域肌筋病态形成的“筋结”病灶，产生对肩部神经的压迫所出现肩部的疼痛症状表现，视为筋性致因的病症，以消灶解结治筋为“治本”，而消除神经疼痛的表现，视为“治标”。这种医疗观点及治病方法与单纯企图制止神经疼痛的治病观点和治病方法相比，具有本质的区别。在经筋医疗观及医疗治病方法的指导下，经筋医疗的临床疗效突出，显示出经筋医疗的新特色与新

优势。

（二）肩部区域病灶线的划分方法及病灶穴位的检查方法（见图8）

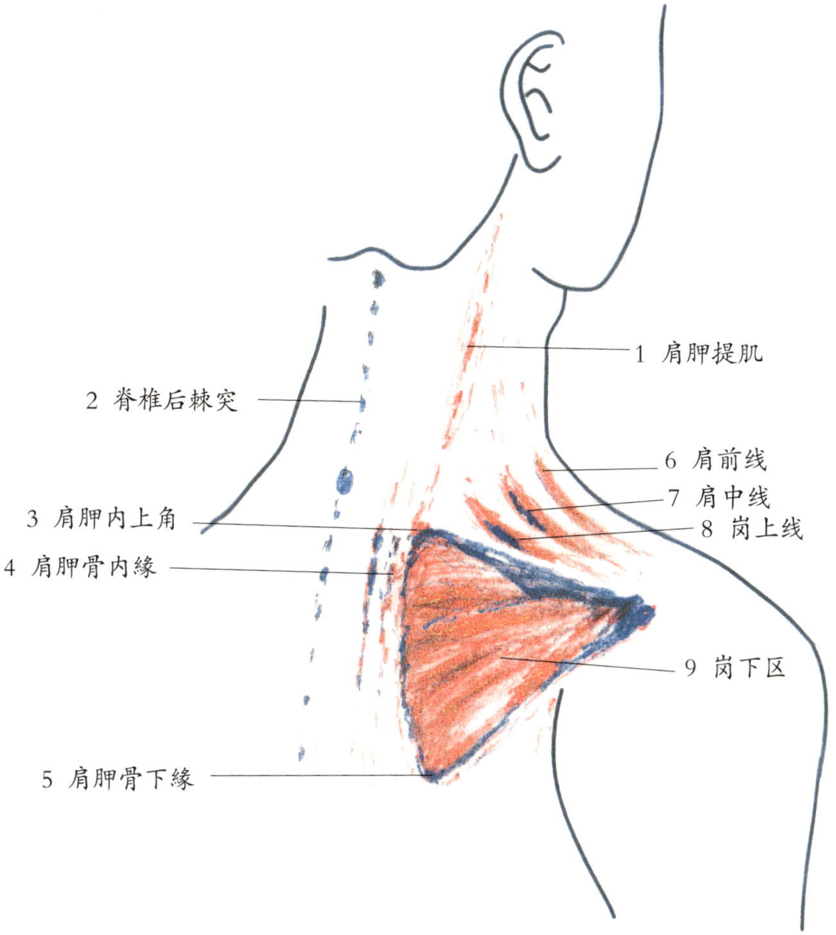

图 8

肩部左右两边对称，以一边为例。岗上区的病灶线划分法：将岗上部的肌筋划为三线，成为肩前线岗上线及肩胛岗线的三线查灶：

1. 肩前线病灶：由斜方肌所组成，呈三条索样的革质病灶，触察时，病灶质硬而滑，可以将其提捏而感知，三索之中，存在一条质地更硬、触察更敏感的病灶，用针尖刺入该病灶索时，反应敏感强烈向颈部传递，对制止肩痛，具有立竿见影的医疗效果。单纯用手法消除三索病灶的医疗效果较差，故多用针刺方法施治。

岗上区肩中带病灶：肩中带病灶是岗上肌筋神经血管的集合部位，位于肩部的正中部，用大拇指与食指的捏持方法，将其提起，洞察其中的结构时，见其呈结块样的病灶团块，触感明显，用固灶行针刺治，当针尖刺达结块的病灶时，产生神经放射样的反应，是为刺达病灶“灶中灶”的标志，具有显著解结止痛的医疗效果。

2. 肩胛岗病灶：位于肩胛岗的上缘。分为肩胛骨内上角病灶及肩胛骨中部病灶的两个病灶点。肩胛骨内上角病灶，是肩胛提肌病灶的 B 点，其 A 点病灶，是在颈椎横突 2—4 的后侧，可以 A—B 两点同时针刺治疗，一般常采用按压固灶法的针刺方法施治，按摩或单纯理筋方法施治，疗效欠佳，故多用针刺方法施治，疗效显著，具有消除半边肩颈区病痛的医疗效果；肩胛骨中外侧的病灶点，是肩胛舌骨肌的 B 点病灶。该肌的痉挛收缩，既可引起肩部的症状，又可以导致舌骨外侧部位发生病症的症状，故临床上，常对 A — B 点采用针刺的治疗方法，既治肩痛，又治咽喉异物感病症、吞咽困难病症等。肩胛岗的病灶，有时病人的主诉与病灶所处的部位，存在差异性。例如病人主诉病痛位于岗上肌肉之处，但实际查灶时，病灶处于肩胛岗的骨面上。

3. 岗下区病灶：岗下区，是指肩胛骨背面的肌筋而言。该处共有三条肌肉，即岗下肌、小圆肌及大圆肌，另有丰富的肌筋膜及肌联合膜。肩胛上神经，由颈部直达岗上之后，于肩胛岗的骨缝深层，向岗下穿出，其穿出洞口，如若遇到“筋结”阻塞时，则岗下区的肌筋病症症状就非常突出，诸多所谓的肩周炎病例，岗下区的肌筋显著疼痛，便是该神经受到肌筋“筋结”阻闭的结局。因此，正确认识及识别肩胛上神经受到压迫的课题，便成为医治颈肩疼痛病症的前提。经筋医疗，在查明疏通颈部及岗上的病灶之后，将岗下区的病灶，同时进行检查。查灶的要点：是岗下三条肌肉的 A—B 点、岗上至岗下神经的出没点及肌筋的交会点。

值得提到的是，由于岗上肌、岗下肌及大小圆肌的 A 点，都处于岗上及岗下区，但其 B 点，都分别附着于肱骨的相应附着点。因此，检查岗上及岗下区的病灶之时，必须将其与肱骨的附着点，加以联系，只有将岗上、岗下的病变，同肩部的病变结合起来检查，才是正确认识肩周炎、肩臂疼痛及肩臂综合征的唯一方法。那种单点或单线的治病方法，是违背人体结构及病损机制的片面治病方法，须加以克服才能提高医疗质量。

七、上肢经筋病灶结构特点及病灶穴位的查灶方法阐解

（一）经筋医疗将上肢病灶穴位，同肩部及颈部的病灶穴位，作为一个节段体系，并以颈部作为这个体系的枢纽

因为上肢的神经支配，来源于颈部，上肢的病变，虽然有局部肌筋病变的发生，但其支配的神经反应，位于颈部的神经枢纽。这

是经筋医疗的第一个基本医疗观点。经筋医疗的第二个医疗观点：上肢的肌筋病变发生时，由于肌筋的聚结及痉缩，直接压迫上肢的末梢神经纤维，由于上肢的神经纤维是来源于颈脊髓所发出，颈脊髓末梢神经受到压迫，势必将其受压的状况信号向颈脊髓作逆向的反馈传递。这种反馈性逆向传导，便形成肌筋——神经的病理性反应。因此，消除肌筋对神经纤维的压迫的医疗行为，便成为打破脊神经病理性反应的最有效措施。经筋医疗之所以治疗痛症具有特殊的医疗效果，其机理就在于此。其他的医疗方法，如药物的镇痛止痛方法，只是针对神经的痛觉，进行制止的办法，不能从病因的根源环节上解决问题，故只能成为“治标”而不“治本”的医疗行为。将两者对比，经筋医疗的医疗观点及医疗行为，无疑是更科学的最佳医疗诊疗方法。

（二）上肢经筋生理结构及病理机制特点

上肢是人体活动度及活动量最大的肢体，又是人体最灵活的肢体。被称为“万能之手”的劳动工具，连接在上肢的末端。因此，上肢发生肌筋慢性积累性劳伤的机遇很大。从手指、下腕、肘关节、肩关节到肩部及颈部，形成一线立体结构的上肢，发生颈肩臂综合征的情况较为常见，它已被列为颈肩腰腿痛常规医疗诊治的重点区域。但目前的多种医疗方法，是脱离上肢的生理结构及自身器件损伤的机制，来认识上肢疾病发生的基本规律。经筋医疗汲取古代医学及壮族传统医疗经验，结合经筋医疗的多年实践，总结出了上肢生理结构及病因病理机制的新特点。

1. 手的劳作，无论是推、拉、提、托及伸、握活动，其主要的力学支持力点，都来源于颈部。因此，颈部病灶是上肢病症的根源原发性病灶点。上肢各个节段关节，包括手指关节、腕关节、肘关节、肩关节及肩节段的肌筋及稳定关节的附着组织，于上肢动态活动之时，其处于肢体活动两点之的最短距离，其所承受牵拉引力及张应力最大，最容易发生劳伤。劳伤起自肌筋的起止点，即 A—B 点；尔后由点到线，由线到面，再出面的一维，向多维性演变，最终导致上肢经筋病症形成点一线一面一多维性病变系列的出现。这一规律告诉我们，上肢的查灶首先检查各个节段关节肌筋的 A—B 点是否损伤，在发现肌筋 A—B 点损伤的基础上，要延着肌筋线作查灶，查完一条线，再查二线，继续检查第三线。以前臂为例，前臂有外侧线、内侧线及中间线，共三条线，构成一个面，即一维损伤，查完一维性损伤，又继续检查前臂的背侧面的损伤，这便是多维的查灶方法。依此要求，从前臂、上臂、肩部至颈部，作立体的查灶，形成经筋医疗上肢查灶的检查方法。

2. 上肢病灶好发部位，如图 9、图 10。

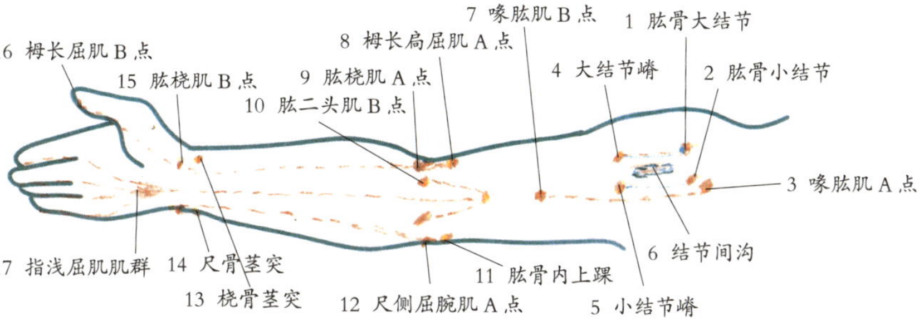

图 9

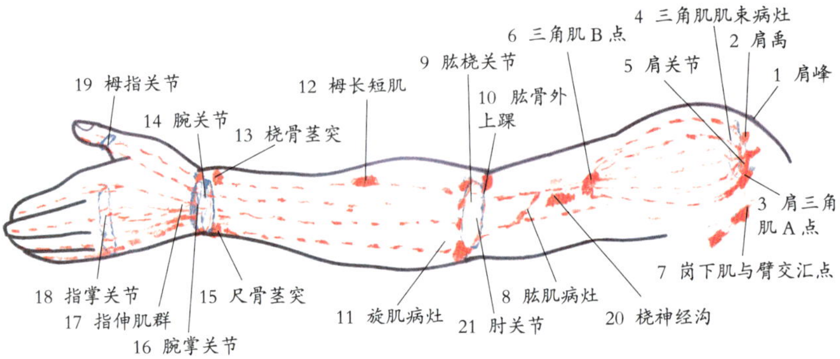

图 10

A. 上肢前侧：①喙肱肌 A—B 点；②肱骨大小结节及结节嵴；③肘关节肱桡肌 A—B 点；④尺侧屈腕肌 A—B 点；⑤拇长屈肌 A—B 点；⑥腕部桡骨茎突及尺骨茎突病灶点。

B. 上肢背侧：①岗上肌 B 点肩禺穴；②岗下肌肉与伸向臂部的交会点病灶；③三角肌顶部附着点病灶；④三角肌肌腹肌束病灶；⑤桡神经沟病灶；⑥三角肌粗隆附着点；⑦肱肌病灶点；⑧肱骨外上髁病灶；⑨肱骨内髁穴位。

C. 肘关节穴位：①肱挠关节病灶穴位；②肱桡肌 A 点穴位及肌腹穴位；③旋后肌 A 点穴位；④伸指总肌 A 点及肌腹穴位；⑤尺侧伸腕肌病灶穴位；⑥挠骨及尺骨茎突病灶穴位。

D. 腕关节病灶穴位。

E. 拇指及手指关节病灶穴位。

八、背部经筋病灶穴位结构特点及病灶穴位检查方法阐解

（一）背胸部经筋生理结构及生理病理特点阐解

背胸部，是人体的中部节段结构体，上接颈部，下连腰部，前有胸廓，内藏心肺。骨性结构有胸椎及胸肋骨，形成环球状的结构体。由胸脊髓段发出的胸神经纤维，分为胸神经前支及后支两大体系。胸神经前支，称为肋间神经，支配胸胁及前胸；胸神经后支，从椎间孔穿出后，支配后胸部的肌肉及皮肤。胸前与胸后神经，虽然支配的部位不同，但仍然前后联系，属于胸节段的一个完整神经体系。因此，背胸部与前胸部的病症，存在者病症体系之间的联系。

1. 上述课题，是背胸结构的特点之一。例如心脏神经官能症，患者自觉胸前区，发生胸闷、胸翳、气短及前胸不适。有时出现心律不齐，乃至胸前区疼痛，症状酷似冠心病的发作，但有关心功能检查均属阴性。经筋查灶，可于背胸及前胸的相应部位，发现“筋结”病灶阳性体征，采用消灶“解结”的医疗方法可以治愈。

2. 背胸结构的第二个特点，是背胸肌筋神经具有保护骨性神经的特点。它由椎间孔穿出后，先支配背部的肌肉，再由肌肉的分支分别支配背部的皮肤及后棘突。经筋医疗发现背胸后棘突损伤之时，其相应的背肌出现肌肉收缩而局部隆凸的医疗现象。而且这种肌肉隆凸具有节段性的表现，即肌肉隆凸的局部后棘突，多有损伤的阳性病灶体征。将后棘突损伤的病灶消除后，隆凸的局部肌肉随即平复。说明局部隆凸的肌肉，只是病标，而不是病本。棘突的损伤，

才是病本。经筋医疗将这一发现应用于早期罗锅病人的治疗，获得良好的医疗效果。

3. 背胸慢性劳损病症，是临床多发而隐蔽的常见人体疾患。背胸部的皮神经分布密集，古代的针灸，将治疗人体脏腑病变的穴位都放到背部，说明背部的病症不只是一般的病变，而是涉及脏腑病症的所在部位。经筋医疗从背部皮神经分布的密集程度，结合自身的医疗实践经验，观察到人体背部的慢性劳损病症不仅是多发而常见的人体劳伤病症之一，而且它是隐蔽于人体的一组严重危害人体健康的病症，好发于伏案静态工作者、体育运动爱好者。背部劳损病症的发生，是患者多不自觉的病症，医疗多种检查方法，难以发现，只有通过经筋查灶，才能将隐患揭示来。背部劳损病症发生后，患者不仅觉得背部产牛着一种别人不易理解的痛苦，而且全身的衰弱，甚为突出。经筋医疗，治愈了一批背部慢性劳损病症病例。背部经筋病灶查灶消灶的重点如下：

（二）背部病灶穴位的检查方法（见图11）

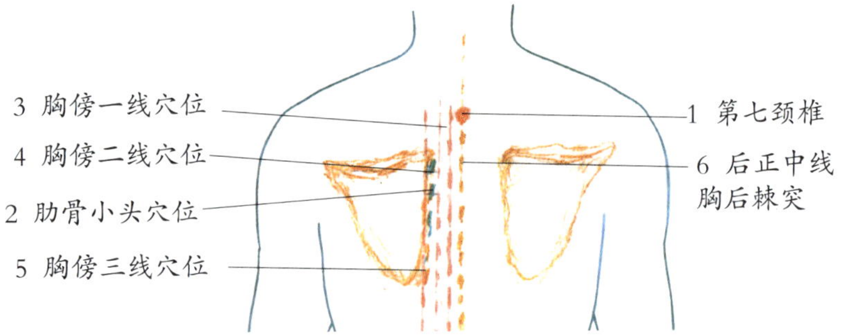

图 11

1. 后正中线病灶穴位检查。用掌功手法结合肘臂法实施。于后正中线的后棘突的顶点、左右两侧及其上缘与下缘，作细致的切拨方法捡查，从大椎的第七棘突查起，延续至腰骶。后棘突病灶表现的特点是：医者洞察到增粗、增厚或线片性的病灶体，当触及阳性病灶体之时，病人反应明显。医者可同病人核对，双方共同确认。确认阳性病灶体征就是提供治疗依据。正中线的颈 6、颈 7 及胸 1—4 后棘突，是棘突病灶的高发点。

2. 背侧一线病灶穴位检查。背侧一线，靠近后棘突，筋膜丰富，识别阳性病灶体征的困难度较大。有效的识别方法如下：①使用肘臂法的肘尖，斜放于后棘突的左侧或右侧作斜拨的推拨动作，推拨时将注意力集中于体察病灶的类型、软硬度同其他组织的关系及联系，同时观察病人对触及阳性病灶时的反应。背侧一线病灶体征，常是斜置性的片性病灶，属于浅筋膜非菌性的炎症病灶性质；②运用掌功手法的大拇指尖，对肘臂法查灶发现的阳性病灶的进行复检，利用拇指尖的灵敏度识别病灶“灶中灶”的体征类型及所处的位置。背筋膜的“灶中灶”，多呈米粒状或绿豆状的大小，手触及针刺达“灶中灶”，病人的反应突出。

3. 背侧二线病灶穴位检查。该线主要的组织结构，是竖脊肌的肌筋膜炎、肌纤维炎的病灶。肌筋膜炎的病灶，病灶较厚，表面较光滑，少数为片状病灶，大多是团块样病灶。拨动病灶时容易滑脱，需要多次由轻而重、由表及里的反复拨动，在获得局部充分潮红充血、病人感到舒适、充分放松的状况下，才能体察出团块“灶中灶”的底细。

4. 背侧三线病灶穴位检查。该线的病灶是肋骨小头病灶。肩胛骨内缘存在1—3个病灶团。检查时，将病人同侧的上肢，向外侧移动，让病灶充分暴露。先用肘臂法，由轻逐渐加重地拨动，细心洞察到团块病灶后改用掌功手的大拇指尖拨动。在肋骨小头损伤的肌筋位置一般能找到2—3个病灶点，记住病灶点的部位，然后用针刺方法消灶治疗。肋骨小头病灶发生时，病人感觉到其牵涉面甚广，可牵涉到胸部、颈部及肩部。肋骨小头病灶的消除，是治愈肩背疼痛的重要环节。

5. 上背胸斜筋病灶穴位检查方法。该病灶是由肩胛提肌、菱形肌及肩部的筋膜等所组成的斜形病灶，下端起于肩胛内上角，斜向大椎，然后向2—4颈横突附着固定。常见的有4个点的筋结病灶：①肩胛内上角病灶点；②第六至第七颈椎横突肌筋附着病灶点；③第一肋骨背侧筋与骨交会病灶点；④ 2—4颈椎横突后侧肌筋附着病灶点。上述四个病灶点的检查难度较大，一是要具备活性人体的解剖知识，二是要具有高度洞察肌筋附着点及筋线行程的识别能力，三是在上述知识的思维导向下，要充分运用掌功手的合力作用，实施细致的检查，才能明晰病灶阳性体征的特点。(见背腰部经筋穴位图示)

九、胸胁部筋区病灶穴位结构特点及病灶穴位检查方法阐解

胸廓生理结构与生理病理特点阐解。

胸廓，由胸椎、胸骨与肋骨围拢而构成。胸腔内藏心肺，上与

颈部相通，下有隔膜，形成胸腹腔的分界界限。胸腔的胸膜，有两层结构体，保持胸腔处于密封的负压状态，不与外界穿通，否则，便导致人体形成开放性气腔而危及生命安全。因此，胸廓的病灶查灶检查及针刺施术，最重要的一点，就是不要穿透胸腔，要保证病人的生命安全。经筋医疗的查灶检查及消灶行为，都在骨面上操作，并且是实施“固灶行针”的操作方法，只要是不违反操作规程，仍然是安全的医疗行为。经筋医疗临床实践数十年，并未有因对人体结构的操作失误造成医疗事故的事实，充分说明了经筋医疗是安全的，是可靠的。

胸廓病灶穴位的分类及主要特点阐解，见图 12。

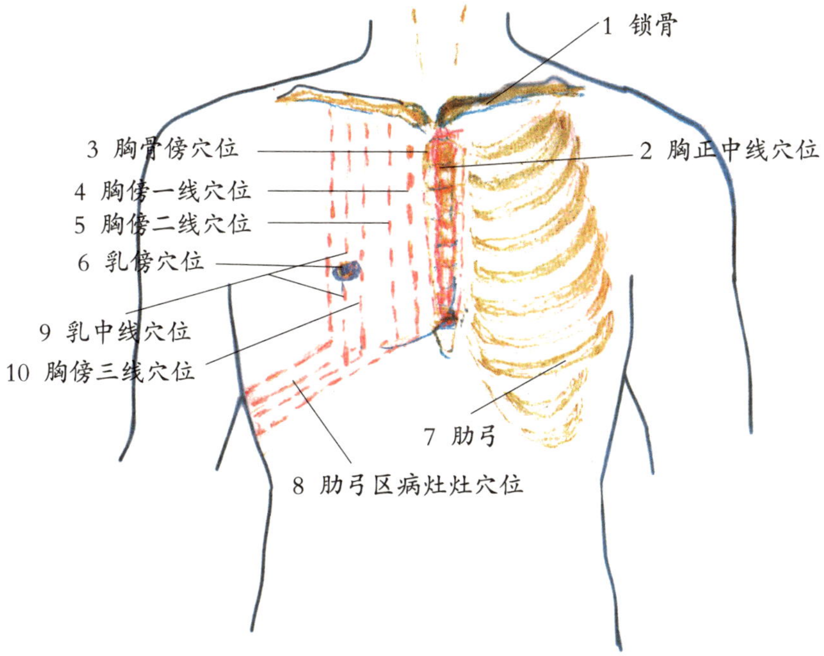

图 12

1. 骨性病灶穴位的分类与分布特点阐解。所谓骨性病灶穴位，是指骨性组织联结的物质而言，例如胸骨与肋骨形成的胸肋关节，主要分布于胸骨的两侧，胸锁关节、肋弓关节、剑突与胸骨的交接部位、胸骨柄与胸骨体之间的衔接部位、硬肋骨与软肋骨的交会部位等。这些骨性病灶穴位，广泛分布于胸廓的骨与骨之间，是经筋医疗查灶检查的重点部位之一。

2. 骨面上的筋性病灶穴位。这些穴位分布于胸骨表面、肋骨表面、肋弓表面、锁骨表面、剑突表面、剑突尖表面、游离肋骨表面等骨面上的骨膜、筋膜、小韧带、筋性维系物等，属于经筋医疗称为骨面上的筋性病灶穴位。这些骨面上的筋性病灶穴位，属于肋间神经（又称胸前神经）支配，有皮肤支的分出，它既与肋骨间有联系，又与骨面上的筋性组织产生联系。因此，胸廓骨面上的筋性病灶穴位发生病变时，病痛反应强烈，牵涉面广泛，严重危害人体健康。目前的医疗仪器，对骨面上的筋性病灶尚缺乏有效的检出功能。因此，经筋医疗创立的经筋查灶检查方法，具有特殊的医用价值。

3. 胸廓肌性病灶穴位检查方法。胸廓的肌性病灶穴位，主要是胸大肌、胸小肌、锁骨下肌、腹直肌等附着于胸部 5—7 肋的 A 点。肋间肌，分布于下一肋的下面至下一肋的上面边缘，一般需要作精细的洞察，才能检出。

4. 胸胁病灶穴位检查方法。侧胸的胸胁病灶穴位，是胸廓病灶的好发区域之一。病灶穴位呈两条斜索，病灶的敏感度颇高，所致的病症常与胸胁疼痛或肝郁病症混淆，常被疑诊为肝郁、肝病、肝区疼痛等，但都缺乏胸胁筋性物质组织病情损伤的客观依据。因此，胸胁病灶穴位的查灶检查，具有现实的医疗意义与价值，见图 13。

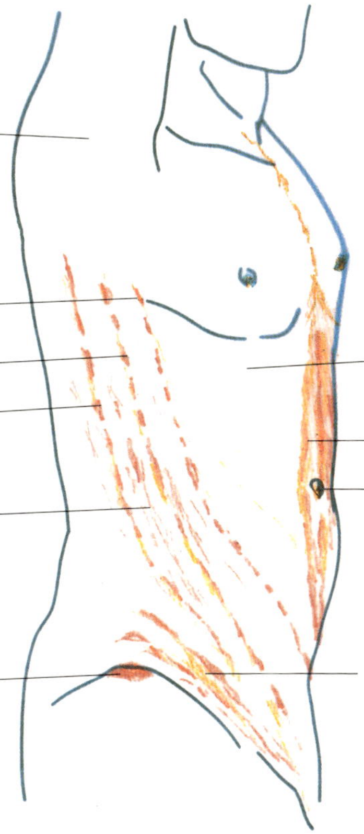

图 13

具有特殊诊疗价值的病灶穴位的检查方法

1. 假性胃病病灶穴位检查。病灶位于剑突右侧与肋弓之间，呈小片状病灶类型，用拇指尖拨动，可以洞察得到，常被误诊为胃痛、胃病、胃十二指肠溃疡、浅表性胃炎等，但有关检查，呈阴性反应。

2. 类冠心病病灶穴位检查。在左胸第五肋的内侧，病灶的根部附着于同侧的胸骨外侧，伸向五肋，并跨越过五肋的表面，根部呈小片状，属于胸大肌的附着点。跨越五肋面上的病灶，呈颗粒样，触感突出，当劳累或受凉时，病情发作。病情发作时，患者伴有眩晕感，剧烈者，酷似冠心病发作，有关检查，显阴性反应。

3. 肋端综合征病灶穴位检查。肋端综合征是肋骨尖端综合征的简称。1975 年，MakBeit 氏首次发表，称为罕见、病因未明的“怪病”。

其实本病症非常常见，好发于女性。但病因未明，常被误诊为“神经衰弱”症，甚至被认为是思想病、癔病等。胸廓病灶，有三种性质：即骨性病灶、面性病灶及筋性病灶三种。于硬骨与肋骨之间，作细致按压检查时，可有微弱骨擦声音。用消灶解结法施治，疗效显著，可以根治。

4. 心脏神经官能症病灶穴位检查。心脏神经官能症，古称心胸相引病。病灶好发于背部 7—8 肋间的竖脊肌或肋骨小头；前胸的病灶，常见于左胸第五肋左肋弓的筋膜，病灶形态，呈片状，微粒状，触感明显，在查明病灶后，以指尖作切拨消灶治疗，疗效突出。

5. 胸口综合征病灶穴位检查法。胸口综合征，是指胸廓上口缩窄而出现的一种病人难以忍受的病症，属于病因未明的疾患之一。经筋医疗从多年的临床实践发现，本病症与胸廓上口肌筋聚结而产生对相应神经的卡压有关，也与病者肌筋劳伤有关。病人受凉时，因热胀冷缩的因素而使病情发作。本病症的病灶穴位，主要位于颈侧及上胸口，故取如下穴位：①颈侧穴位，取颈椎 2—6 横突中的 1—2 个“筋结”病灶穴位，用针点刺；②取胸锁乳突肌前侧或后侧病灶聚结突出的穴位 1—2 个；③取锁骨中段与外段交界的穴位一个；

④取胸锁关节穴位 1 个；⑤取胸骨柄上端与第一肋骨交会点 1 个，均采用针刺的刺治方法施治，具有突出疗效。

按语：人体胸部胁部的肌筋结灶病变，常引发胸闷胸痛、或肺部不适，但常规检查不属心肺病症，经筋医疗认为这是假性心脏病，属“心胸相引病症”。

特殊病例案例：

患者张 ××，男 30 岁，患心脏神经官能症 10 年，经常感到胸前及左侧心下区域困胀伴有隐约性疼痛，工作疲劳或受凉时加重，曾多次并发心律不齐。心电图检查，除见心律轻度不整以外，未曾有过心脏功能损害的阳性表现。曾多方求医，针药疗效欠佳，转投经筋医疗。经筋查灶发现，患者颈部、背胸中部，左前胸中、下部，存在多发性阳性“筋结”病灶体，触查敏感异常，诊为筋性“心胸相引”病症。予以经筋医术治疗一个疗程（十次），病程得到控制，第二个疗程施治后，症状消失。但因病程较长，一段时间后仍偶尔发作，教予经筋医术，经常自我调理，病程得到完全控制，至今两未有复发。

以上病例属少见的疑难病症，常被诊断为不明原因的假性心脏病和难治病。经筋疗法能对其有效治疗，也突显了经筋疗法的另一特色。

第二节　人体下半区经筋病灶

腰、腹、骶、臀、下肢的经筋病灶的结构成分和生理病理特点以及检查方法和相关疾病的经筋疗法。

一、腰部筋区病灶穴位结构特点及检查方法阐解（接人体上半区第九、胸胁筋区病灶穴位检查法）

（一）腰部四大生理结构及生理病理机制特点阐解

1. 腰部骨性结构特点阐解。腰 1—5 椎体上接胸椎，下接骶骨，两侧为髂骨。腰椎体自身，有四个关节。其与髂骨，又形成两个关节，共有 6 个关。这些关节，都是病损的好发部位。5 个腰椎横突，尤其腰 3 横突，是病症的好发点。

2. 腰部肌筋结构特点。腰部除了腰关节的筋性组织结构以外，腰后侧分布有竖脊肌、多裂肌及回旋肌。这些肌肉筋膜丰富，腰的最大一块筋膜，称为胸腰筋膜。腰部深肌有三条，即腰大肌、腰方肌及腰小肌。腰深肌位于腰椎的两侧，前侧达腹部，后侧与竖脊肌紧密相连。腰侧筋膜丰富，活动度较大。

3. 腰部肌筋—神经结构，是人体节段性结构的独特结构环节。据 CT 检查，腰大肌与腰丛神经的起始部位平齐，腰丛神经从腰大肌的肌质内，穿梭而出。因此，腰大肌发生劳损而收缩时，穿梭子腰大肌肌质内的腰丛神经便受到肌质的卡压，发生腰丛神经受到压迫的腰部及下肢的系列病变。故治腰是治疗下肢病变的根源性环节。忽视了这一环节，便在医疗上陷入了治标不治本的泥坑。

4. 腰部是人劳作时身体上的重要支撑点：以上身作为上半截，以下肢作为下半截，劳作时上身便成为杠杆的一段力臂，下身便成为杠杆的另一段力臂，腰部正好成为人体杠杆力学的支点。当上肢从事操作活动时，人体上身活动的负荷加大，同时下身负荷也大。因为腰部支点是固定的，所以腰部的负荷也随之加大，它既要支持上身与下身的动态平衡，又要承受来自上身劳作时的重量。因此，腰部是人体最常出现劳损的部位。

（二）腰部病灶穴位好发部位及检查方法阐解（见图14）

1. 腰部病灶穴位的区域划分法：

（1）段落划分法：分为腰上段、腰中段、腰下段三个段落。

（2）部位划分法：分为后部病灶穴位、侧位病灶穴位两个部分。

2. 腰部病灶穴位检查法：（详图参阅第八节背腰部经筋穴位图）

（1）后正中线病灶穴位检查（即腰部后棘突穴位检查）

胸腰后棘突的下胸 6 个后突及全部腰椎的后棘突，有下后锯肌付着下两个胸椎及上两个腰椎后棘突的 A 点。由此，上述两肌肉 A 点损伤形成的病灶，甚为常见，检查时，需要认真识别，腰椎骶骨之间形成的关节也是病损的好发部位，也要认真检查。但手法触察，不易到位，必要时，用针刺探查法。

（2）腰旁一线检查：主要洞察胸腰筋膜的损伤病灶及棘肌的病灶。由于棘肌是一种锯齿状的肌肉，其形成的病灶与后棘突相连。

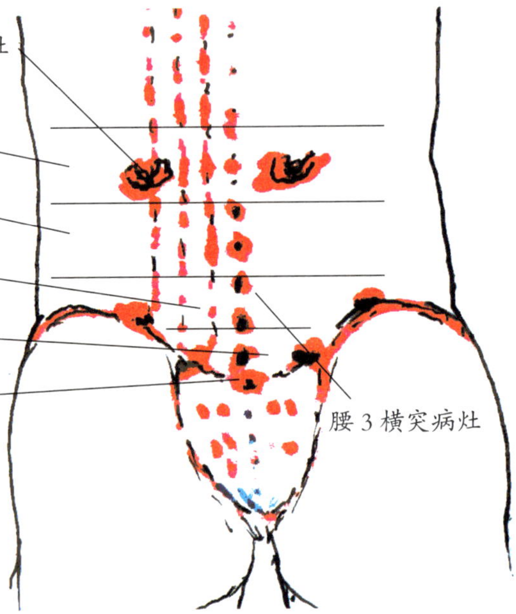

图 14

检查时用肘臂法的尺骨远端，置于深沟之内，作斜行性的推拨才能发现。病灶呈斜片状，质地坚实，反应敏感。对于下位腰部棘肌的附着点，因为部位较深，手触查灶时，先将手按于检查部位，令病人抬头。损伤的棘肌病灶，由深部向上浮动，可以触及。对于棘肌下端的附着点，用针刺法检查，先将针尖刺入内侧，存在阳性病灶时，病人反应剧烈；然后再将针尖，向外侧深刺，刺达病灶，反应明显。

3. 腰旁三线病灶检查：用肘臂法，作双手合力的切拨动作。该线的病灶，多呈颗粒样。病情较重者，病灶呈团块样，质地坚实。团块的病灶当中，存在“灶中灶”的颗粒病灶。病灶于腰中段出现较多，使腰后部的病灶形成下段靠内、中部向外的趋势。

4. 腰上段病灶检查：腰上段病灶，形成两个突出的集结部位。后肋弓 9—12 肋，由于有下后锯肌在肋骨形成附着点，致使后肋弓形成稍为隆凸的状态，形似一个大的反逗号，经筋医疗将它称为“反逗号”病灶。该病灶既有肌性组织损伤的肌肉病灶成分，又有肋骨组织的骨性病灶成分，内涵丰富。该病灶既与腰腿痛有联系，又与内脏病变，特别是与胃十二指肠、胆道病症，关系密切。“反逗号”病灶的内侧深沟分布着丰富的脊神经纤维。胸上段肌筋劳伤之时，常见该处局部肌筋隆起，成为腰腿痛的根源性病灶之一。由于腰丛神经的一部分是从胸 11、12 椎及腰 1 椎间孔穿出，穿出椎间孔后脊神经遇到上胸段肌筋劳损痉缩的卡压，便发生腰丛神经受卡压的反应。故经筋医疗亦把上胸段视为治疗腰腿痛的根源性病灶来看待。胸上段病灶检查，要突出掌握两点：①视诊发现局部肌肉隆起者，应视为重症病例；②经筋医疗发现局部肌筋病灶重度坚结者，亦视为重症病例。多数病例，伴随有腰椎或胸椎体变形的 X 光征象。采用“从筋治骨”医疗方法，可获得将畸形的胸腰椎体自动复位的效果。

5. 腰肌侧筋膜及腰部深筋的捡查：病人取侧卧位，贴床的下肢伸直，上肢弯曲。医者站在病人的后侧，先用掌功手，检察髂骨嵴至肋弓段，定为腰段的检查部位，然后双手合作，将大拇指尖对腰 3 横突及侧腰筋膜是否损伤实施行检。若发现侧腰筋膜或腰 3 横突形成紧结，压痛明显，视为阳性病灶。接着将检查部位移动到腰上三角，检查腰深肌筋，发现其坚紧或形成团块样，视为阳性病灶。如若掌功手检查不到位，则改用肘臂法实施检查。肘臂法查灶检查的目的有三个：①了解腰深筋病灶的坚硬程度；②在“反逗号”点的体外上段，对深筋病灶，实行间接性的理筋松解；③于腰部中段理筋，观察腰深筋是否产生向腹部反应传导。

由于腰部肌筋，结构丰厚，查灶操作难度较大，初学经筋查灶者，要刻苦练习，方能逐步适应需求，其过程最关键的是两点：熟悉腰部的局部肌筋结构，切实学会对于双手合力的合理运作。有了上述两点，加上操作过程，将注意力集中于体验病灶的体态，才能将腰部的查灶医技真正学到手。

二、腹部病灶筋区穴位结构特点及检查方法阐解

（一）腹部生理结构与生理病理特点阐解

腹部，是指人体上身的中下部区域而言，上界为肋弓，下界以腹股沟韧带为界，两侧伸延到腰部。腹部，有前腹腔与后腹腔之分，前腹腔有肝、胆、脾、胰腺、胃肠道及肠系膜，腹膜包裹前腹腔，后腹腔有肾脏两个。

腹部的皮肤，皮下筋膜及脂肪丰厚。腹部的肌肉，主要有腹直肌、腹外斜肌（分三层：浅层为腹外斜肌，中层为腹内斜肌，深层为腹横肌）及腹两侧的腰深肌。下腹的腹部，称为少腹，内藏膀胱、子宫及泌尿生殖腺体，其两侧，有髂动、静脉及输尿管。

经筋医疗查灶及使用的穴位，主要在腹部浅层的皮下筋膜、肌肉起点及其延长线。由于腹壁及腹部肌肉，主要由躯体神经支配。但因为其与腹内脏神经，具有千丝万缕的关系。所以对腹壁组织病灶施行科学的治疗手段，既能有效地解除腹部浅层疾病对人体健康

的危害，又能收到意想不到的特殊医疗效果。

腹部病灶穴位，一般是按区域的划分方法取穴。区域的穴位当中，又分为浅、深两个层次分别查灶。由于区域的不同及腹部组织结构的不同，腹部病灶穴位的形态体征互相之间的差异性较大。

（二）腹部区域病灶穴位特点择述（见图15）

1. 腹部正中线病灶穴位特点择述。腹部正中线的结构是由左右两侧的两条腹直肌的肌筋膜联合组成，医学上称为腹白线。该线由上腹部正中线向下直达耻骨联合。中途的病灶，好发于中脘、脐周及少腹的上段：

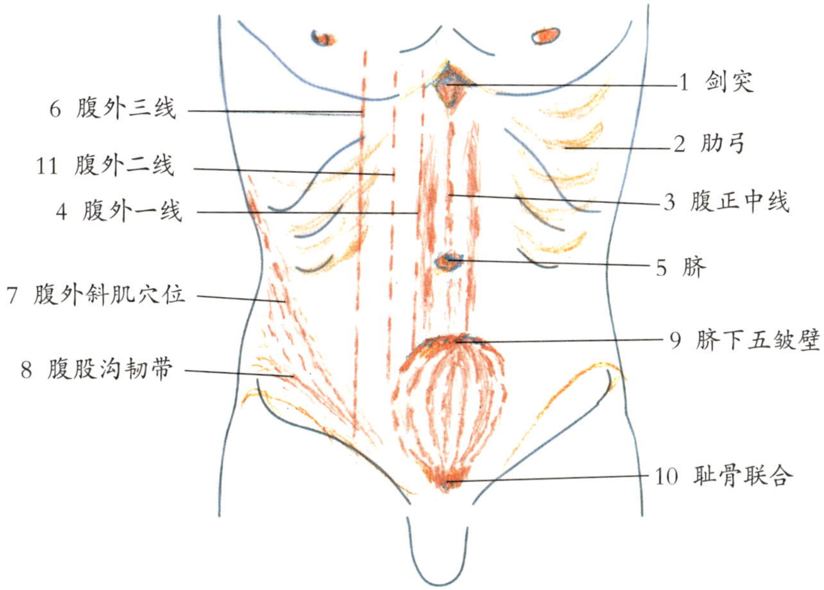

图 15

①中脘病灶。呈长索样的病灶线，粗细如铅笔，长约 2—4cm，质地坚实触感明显，其所显的临床症状与胃病的胃痛、胃胀甚为近似，常误诊为胃病，但药物治疗，疗效欠佳。针刺施治，疗效显著。具有“非药治病胜药治”的特殊疗效。针刺时，以固灶行针法，刺达病灶的浅、中层病灶即可，不宜过于深刺，忌刺入腹腔，以防意外。

②脐周病灶。围绕脐的周围，病灶呈薄块样，质地坚实，触察敏感。手法消灶效果欠佳，多用针刺消灶方法。可作分次治疗，每次刺治 1—2 个灶中灶即可。

③脐下正中线病灶。是腹白线的延续，病灶呈片样，致痛十分剧烈，可引起急腹症状的临床表现，但难以确诊。有一位四岁男孩，因脐下正中线的一条片性病灶，出现急腹症样的临床症状表现，到医院就诊，虽排除急症的确诊，但作胃镜等多种检查后，均属阴性。向经筋科求医，查见腹中线部位有一个小片病灶，以针刺施治，首次刺施治，疼痛缓解，共治四次，奇症消除。

2. 腹侧一线病灶特点。该线是指腹直肌与腹外斜肌的会合弧线的肌筋膜所形成的病灶而言。病灶呈弧形，常伴随慢性腹痛症状，酷似胃病。用针刺治疗，疗效显著。

3. 腹侧二线病灶。腹侧二线位于腹部的中外侧部位，病灶由腹外斜肌的浅层肌筋膜所形成，可呈线状或薄团块状的病灶。病灶发作时，患者出现局部隐痛，吃饱后走动，病情加重，可引起肠胃功能紊乱、食欲降低及消化不良等。

4. 少腹病灶。少腹，是指脐下的腹部而言。该处有五皱壁，即有五条索样的“筋结”物。病灶好发于中线及侧线，髂肌与腰大肌的两肌交会点，多见于女性绝育手术后的并发症和月经失调的病例，是临床上造成病因未明的腹痛的好发区域。经筋医疗以经筋查灶方法检查，在查明病灶后，采用适宜的理筋或针刺施治，治愈了一批不明原因腹痛、结扎术后腹痛和月经不调的病例。

5. 性功能降低病灶检查。性功能降低，一般以男性性功能降低为诊治主要对象。除了全身的查灶，局部的查灶重点在下列部位：①腰部浅、深层腰肌的病灶检查；②少腹区域的病灶检查；③耻骨联合及耻骨两侧病灶穴位的检查；④会阴及尿道病灶检查；⑤大腿内侧冲脉点、大小收肌及腹内侧肌病灶检查；⑥腰骶区域病灶检查；⑦腔肠病灶检查，特别是慢性痔疮肛裂的检查。检查发现的阳性病灶，要进行综合调治，以提高机体质量。

6. 腹外斜肌病灶检查。腹外斜肌的病灶，好发于胸胁的肋骨面上及腹外斜肌的革质素上。腹外斜肌的革质索，位于侧腹肋骨与髂嵴之间，用掌功手的提捏方法，可将病灶提起。病灶呈多索样滑动的革质，受凉或劳累时，病情加重。用针刺方法，实施固灶行针施治，疗效突出。

7. 肠功能紊乱病灶检查。本病症好发于胃肠道感染，多见于服用大量抗生素的患者和慢性溃疡患者。病灶检查时着重于以下部位：①腹部浅层病灶；②腹部深层病灶，即腹部腰脊椎两旁的腰大肌的检查及疏通；③腰侧位检查腰深筋及侧腰筋膜，用肘臂法轻揉地疏通，以病人感觉到有腹部的传感最为有效；④大腿内侧及冲脉查灶及疏通；⑤在腹正中部顺时钟按揉，注重患者左侧腰大肌下段近直肠部位的查灶调理。操作柔和，坚持施治，有十年以上病史的病例也能治好。

8. 附件炎病灶检查。重点作下列区域病检查：①腰部浅、深层病灶检查；②臀骶区病灶检查；③少腹部病灶检查着重于小盆内的查灶；④冲脉及大腿内侧检查；⑤耻骨联合及耻骨肌病灶检查。

三、臀部筋区病灶穴位结构特点及检查方法阐解

（一）臀部生理结构与生理病理特点阐解

臀部是人体下半身的第二个节段性结构体。主要支配的神经，源于腰骶丛的神经延续。因此，臀部的查灶是腰部查灶的继续。根据经筋医疗的多年实践，总结出臀部的查灶，要着重检查臀部的下列病灶穴位，见图 16。

（二）臀部常规病灶穴位查灶法

1. 臀中皮神经病灶穴位。位于髂后上棘内下侧的骶骨体的表而上，用掌功手大拇指尖，作从下向上的切拨运作，便可发现病灶呈薄片样的“筋结”点，触感反应敏感，避免过重用力，以免伤害。

2. 臀 1 号穴位的取穴方法。以髂后上棘为起点，将延线向尾骨方向伸延，退回于距离髂后上棘 2/3CM 处，又作第二线的起点，将延线向股骨大转子的顶部方向延伸。该线成为臀 1 号病灶穴位的表面投影。用掌功手的大拇指或肘臂法的尺骨近端，于穴位投影的方向，作自下而向上的切拨运作，由浅而深，便可察觉 1 号病灶，属于梨状肌，呈鸡腿样大小，阻碍着手的运作手感，轻轻揉拨，令病灶疏解，以病人感觉到非常舒服，为查明病灶的依据。切忌用力过度，否则适得其反。

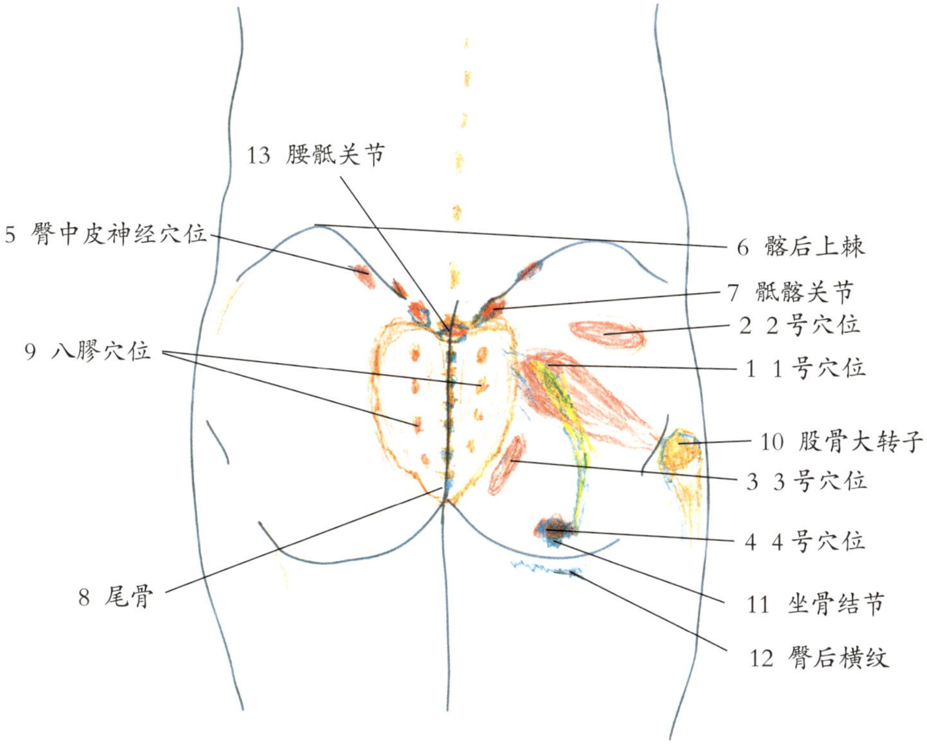

图 16

3. 臀 2 号病灶穴位检查。臀 2 号穴位，位于臀上部的髂嵴下面，用肘臂法，横置于穴位的上面，作逐渐由浅而深的切拨运作，便可察觉 2 号病灶穴位的形态，像皮蛋大小，质地坚实。臀 2 号穴位，是臀中肌的挛缩体征表现。

4. 臀 3 号病灶。位于骶骨外侧中下段，病灶粗大，呈斜坡样向外下伸延。用掌功手或肘臂法均可触查，在大块样的病灶当中，存在两个“灶中灶”的小长块病灶，沉伏于骶骨外缘的边缘，分布着丰富的骶神经纤维，专司人体肛肠器官。当肛门或直肠受到激惹之时，常于臀 3 号穴位，发生神经性的受刺激反应，用针刺刺治 3 号病灶穴位，立即产生对肛肠器官病症，显示出调节平衡的功能作用，成为经筋医疗医治痔疮、腰腿痛及下肢病症的常用穴位。

5. 臀 4 号病灶穴位。位于耻骨上支的背侧面，与股骨大转子外侧之间的区域，相当于臀方肌覆盖的部位。病灶呈团块样，光滑，筋膜丰厚，用肘臂法拨动，容易滑脱，针刺该部位，反应敏感，深针，可刺入坐骨小孔。臀 4 号穴，是治疗腰腿痛、下肢抽筋等病症的常用穴位。

6. 髂胫束病灶穴位。髂胫束，是指股骨大转子顶部，与髂嵴之间的区域。该区域，筋膜特别丰富，存在三条索样物，由大转子向髂嵴放射，中间一线，较直，前后各一线，呈斜行放射状，质地坚实。据解剖学叙述，髂胫束的筋膜及膜性组织，向大腿仲延，并与阔筋膜张肌融为一体。是人体筋膜相当丰富的部位，容易发生无菌性筋膜炎症，病情突出而顽固。

四、下肢后侧筋区病灶穴位结构特点及检查方法阐解

（一）生理结构与生理病理机制特点阐解

下肢后侧，上连臀部，是第一节段结构，是大腿的后侧面，下接腘窝、足踝肌腱及足趾，支配下肢后侧的神经，由坐骨神经及其分支所分布。故下肢后侧病症，要从坐骨神经起于腰部，作为第一节段的治疗措施，继之是臀部神经的通路，然后再从下肢后侧，直至足底，进行全面的疏通，才是根治下肢疾患的正确医疗方法。与此同时，要注重下肢是一个立体的有机整体，下肢前侧，主要由股

神经支配，它与坐骨神经、闭孔神经，联合支配下肢，形成下肢的神经网络，所有下肢的肌筋，都由上述神经，形成既分工而又整合的整体。因此，下肢是一个上下连贯、左右前后，互相之间发生联系的肢体。经筋医疗，注重下肢上述的生理结构与生理病理特点，充分将它运用于临床，取得了有效治愈下肢疑难疾患新效果。

（二）下肢后侧病灶穴位查灶（见图17）

1. 大腿后侧病灶穴位检查

经筋医疗将大腿后侧的坐骨结节、臀下皮神经病灶、股后侧肌病灶列入常规检查，将半腱肌、半膜肌、股薄肌的病灶作为非常规病灶，当病人具有广泛性肌筋劳伤病症时才作查灶。

（1）坐骨结节病灶穴位检查：坐骨结节位于臀后横纹的中部，该处是股后侧肌、半腱肌及半膜肌附着的 A 点，属于下肢病灶的好发部位。采用掌功手法查灶，于局部查到肌筋聚结，形态异常、触压疼痛者为病灶阳性体征，要加以消灶治疗。查明该病灶体征之后，顺将检查的手势手法，向大腿的中下内侧及外侧的股后侧肌，作查灶穴位检查。

（2）股后侧肌病灶穴位检查：从坐骨结节，查到阳性病灶体征之后，将查灶的手法，转向大腿后侧的股后侧肌循行方向，逐段地检查。该肌呈两条索的聚结状态，由大腿后侧的根部，分别向大腿的内侧与外侧，伸延至靠近腘窝的顶部时，转向膝关节的附近的内侧及外侧。外侧“尽筋”附着于腓骨小头，内侧的“尽筋”附着于胫骨的近端内侧髁。股后侧肌的好发病灶点分别位于坐骨结节、大腿后侧中部及其 B 点的附着点。股后侧肌也有及其 B 点的附着点。

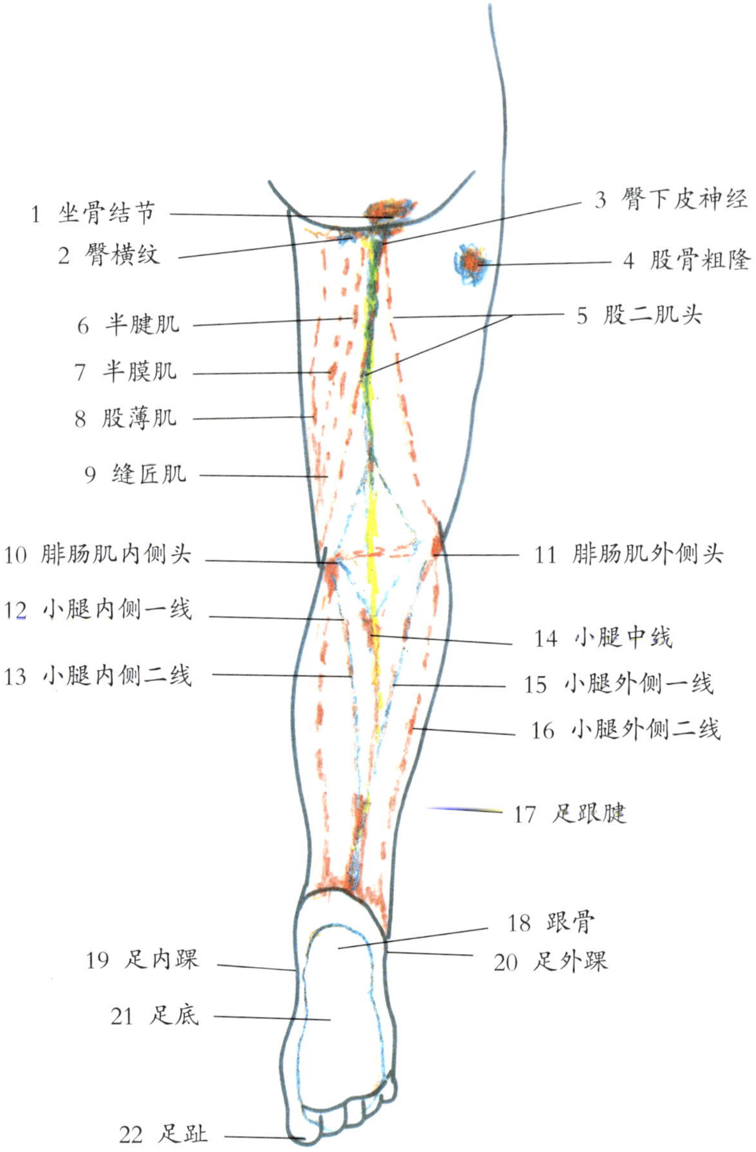
1 坐骨结节
2 臀横纹
3 臀下皮神经
4 股骨粗隆
5 股二肌头
6 半腱肌
7 半膜肌
8 股薄肌
9 缝匠肌
10 腓肠肌内侧头
11 腓肠肌外侧头
12 小腿内侧一线
14 小腿中线
13 小腿内侧二线
15 小腿外侧一线
16 小腿外侧二线
17 足跟腱
18 跟骨
19 足内踝
20 足外踝
21 足底
22 足趾

图 17

股后侧肌（书称为股二头肌）劳伤时，临床突出的症状表现是病人抬腿困难度较大。

（3）臀部臀皮下神经病灶穴位检查：臀下皮神经较广泛地分布于臀后及大腿后部，其病灶好发点位于臀后横纹的内中下侧，病灶呈皮肤及皮下结节样的“筋结”点，位置较浅，触感突出，酷似坐骨神经疼痛的症状，运用掌功手法检查能够识别。

（4）坐骨神经病灶与半腱肌病灶的鉴别：坐骨神经与大腿后侧半腱肌十分接近，有时较难区别。主要的区别方法是：①半腱肌属于肌性组织，质地坚实，坐骨神经属于神经性组织，有神经鞘膜，质地稍软；②半腱肌起于坐骨结节，有附着A点可查，坐骨神经缺少在大腿部的附着点，据此可以区别；③半腱肌斜向大腿内侧，最终附着于胫骨肉侧髁，坐骨神经位于较深部位，行程端直，不发生斜向性行走，二者具有行程性的区别。

（5）腘窝病灶穴位检查：腘窝是下肢活动度较大的部位，又是肌筋损伤的好发部位，所以腘窝查灶被列为常规检查。病灶好发于腘窝的内侧、外侧、中间及腘线的深层。

A腘窝内侧点病灶：常见于腓肠肌内侧头的肌筋附着点，病灶体征，呈聚结点及聚结线样，顾地坚实，触感突出，用针尖刺治时反应强烈，刺治量要适可而止。

B腘窝外侧病灶点检查：位于腘窝外侧，属于腓肠肌外侧头肌筋组织的附着物，靠近坐骨神经分出的腓浅神经及腓深神经；病灶呈颗粒状，伴有索样病灶，质地坚实，触感突出，用手弹拨可出现神经纤维传导反应。用针刺治，病灶结硬，不易刺入，轻点即可。

令其自行吸收消散，不宜重度刺激。本穴位消灶，是治疗腓铡肌筋痹痛的要穴。

C 腘窝中部病灶穴位：该处有腘动、静脉及神经通过，用手触察，动脉搏动明显，忌用针刺。病者觉得腘中部存在强烈牵拉症状时，用手法触察，与病人校对，准确认定病灶的组织实物后，采用固灶行针法刺治，疗效显著。

D 腘线病灶穴位查灶：腘窝后横线深层，有腘肌自股骨外上髁至胫骨近端后面斜行的肌肉封闭，是病灶的好发部位之一。其出现的症状酷似坐骨神经牵拉疼痛的症状表现，可用针尖刺治，先将病灶查明，采用固灶行针法，针尖刺达病灶，症状立即缓解。

2. 小腿后侧病灶穴位检查

小腿后侧肌肉丰厚，层次很多，病变多发。既有小腿本身的病变所在，又涉及臀腿与足部病变的牵连。经筋医疗创立了小腿后侧病灶的粗查、细查及分线检查的多种查灶方法。

（1）小腿后侧粗查沾法：用掌功手的握捏方法，将小腿中部的肌筋提捏，如若小腿后侧的肌筋呈现出聚结的团块状者，表示小腿的病变相当严重，同时显示偏重于腓侧者，表示患者的病变，偏重于少阳经，即偏重于腓侧。

（2）小腿后侧分段检查法：将小腿后侧分为上段与下段的两个段落，分别检查。一般腰腿痛的病人，以小腿小段的病变，最为严重，但病情多呈隐蔽状态，缺乏肌筋知识的医者，对此多有忽视倾向，导致不少应得医治的病人，形成失治的结局，造成医疗临床上难治之症的结果。故小腿分段查灶，具有现实临床意义。

（3）小腿后侧分线检查法：将小腿后侧，划分为五线行检。

一线病灶从足跟腱起始，向小腿上部延伸，至小腿中部，呈“Y”字形，向小腿内侧及外侧，此称为一线，要分别处置。一线病灶，好发足跟腱的腱膜上，常见有团块样病灶，应予消灶；一线病灶，属于腓肠肌内侧段及外侧段的病灶，病灶依据肌肉损伤的程度有差别，一般以外侧股的病灶较为严重。如若腓肠肌外侧的病灶凝结为块状，则提示患者的腓浅及腓深神经都受到卡压，病者的病症处于严重阶段。只有将腓肠肌形成塌方式的病灶消除，才有能治愈这种病例。其他脱离现实的治病方法，只起到治标而不治本的医疗效果。

二线病灶在足跟腱的内侧及外侧。病灶多呈线性或索样形态，并存在“灶中灶”的小病灶。针刺治疗时，以“灶中灶”作为治疗的重点。

胫骨后内侧线病灶位于胫骨后的内侧，病灶呈索样状，由足髁向上伸延，至胫骨内侧髁终止。该病灶属于隐神经支配范畴，其向大腿内侧延伸，形成大腿及小腿的联合病灶线。

腓骨后侧线病灶属于腓骨长肌与腓骨短肌肌腱的病灶线，分别起于腓骨长肌与腓骨短肌的 A 点，其下段的肌腱，于腓骨后侧下降，到达足外髁的后侧之后，腓骨长肌肌腱向足部的底面跨越附着于第一跖骨的骨底；腓骨短肌的肌腱，直接附着于第五跖骨的骨底面。腓骨长肌与腓骨短肌肌腱的病灶线，是导致病人走动困难及足内翻外翻的根源病灶，临床必须加以深究才能提高医疗质量。

足跟痛查灶法。足跟痛的病灶根源，在于小腿肌筋收缩，向足跟产生牵引。另外，足跟的跟骨周围筋膜，也发生筋膜炎，可在跟骨的筋膜上查到微粒或片状性病灶。故治疗足跟痛，既要治疗小腿，又要治疗跟骨骨膜炎，并运用综合医疗手段，如理筋、针刺、外用药泡洗等，才能见效。

五、下肢内侧筋区病灶穴位结构特点及检查方法阐解

（一）下肢内侧生理结构与生理病理特点阐解

下肢内侧结构，无论从我国古代医学关于冲脉的论述，或是从经筋神经的渗融结构理论来看待，都具有特殊意义。而且，似乎古今医学，都具备了共向的认识。例如：古代医学认为，冲脉阻闭，会发生阻碍冲脉下温足胫的病理反应，出现下肢湿滞，乃至肿胀，进而发生下肢麻痹的病症。经筋医疗，从支配下肢内侧的股神经以及股缓筋的视角看问题，加上从下肢内侧，有股三角、收肌管及腱裂孔的特殊结构，这些经隧结构的阻闭，从下肢阻闭的人体物质结构上，找到了理论依据，在临床医疗上，取得了突破性的进展。例如：经筋医疗通过疏通下肢肌筋挛缩的阻闭，有效地治愈了不明原因性下肢软瘫病例，有效疏通冲脉，使糖尿病患者，血糖及尿糖恢复了正常。使性功能下降病例，提高了性功能等。皆说咧，下肢内侧病灶穴位查灶及消灶，功能不凡。

（二）下肢内侧病灶穴位要重点解决下列几点（见图18）

1. 冲脉病灶穴位：位于腹股沟内侧，病灶为腰大肌下端的筋结病灶体。先用掌功手法，触察到股动脉搏动，然后向外移动，越过股静脉及股神经，于腹股沟下缘，查出冲脉病灶点。

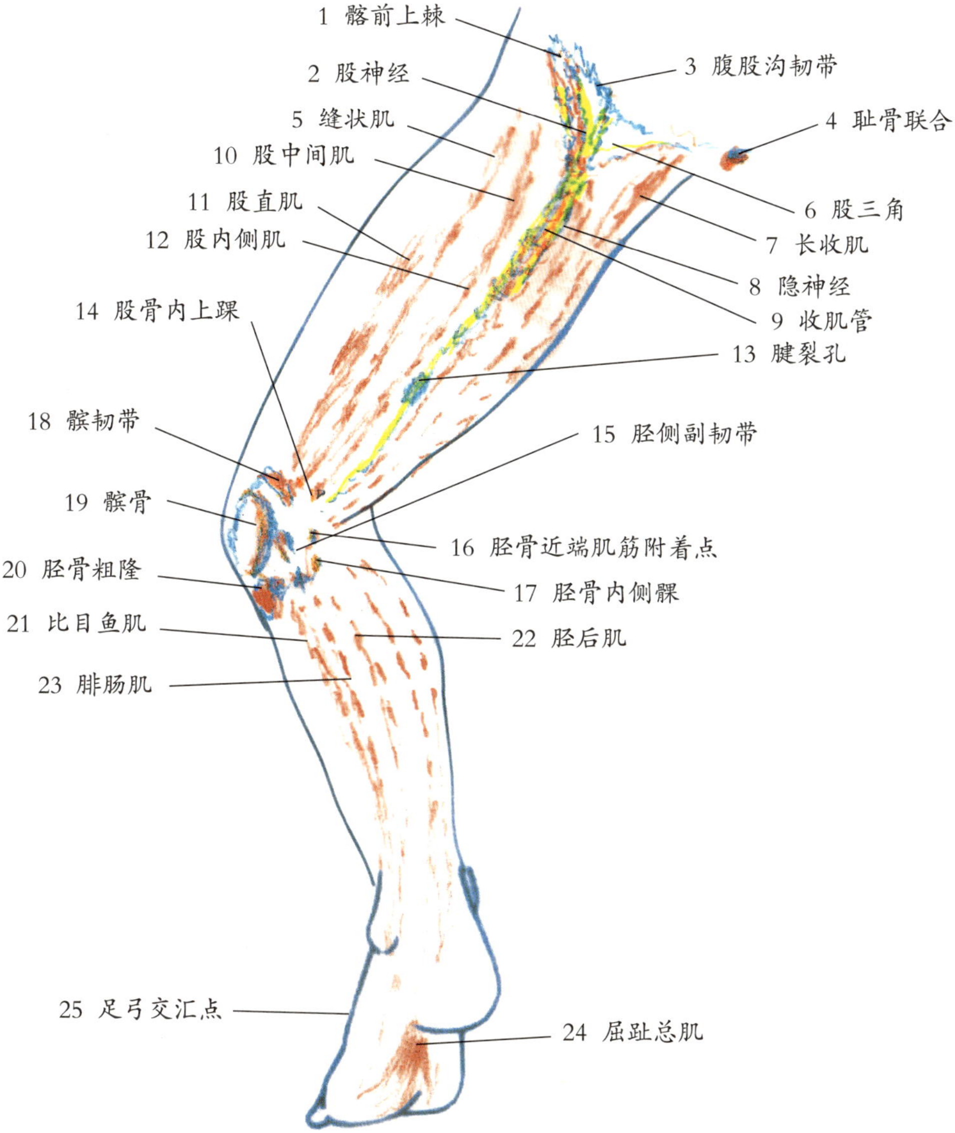
1 髂前上棘
2 股神经
3 腹股沟韧带
4 耻骨联合
5 缝状肌
6 股三角
7 长收肌
8 隐神经
9 收肌管
10 股中间肌
11 股直肌
12 股内侧肌
13 腱裂孔
14 股骨内上踝
15 胫侧副韧带
16 胫骨近端肌筋附着点
17 胫骨内侧髁
18 髌韧带
19 髌骨
20 胫骨粗隆
21 比目鱼肌
22 胫后肌
23 腓肠肌
24 屈趾总肌
25 足弓交汇点

图 18

2. 股内侧肌病灶：病灶呈团块或条索状，质地坚实，触感特别显著，病情严重时，病灶如塌方样，卡压及其下层的静脉及神经，导致下肢静脉回流受阻，隐神经发生过敏性反应，出现临床的下肢麻痹或膝关节剧烈疼痛或发生下肢软瘫。

（三）膝关节内侧病灶穴位检查：膝关节内侧，分为三个区域病灶穴位

1. 胫骨内侧近端病灶穴位：胫骨粗隆内侧，有来自大腿下降的肌肉附着点（如缝匠肌的附着），又有来自大腿后侧的肌肉附着点（如半腱肌及半膜肌的附着 B 点），还有胫侧副韧带、支持带的附着点，这些肌筋的附着点，是病灶的好发点。用掌功手的检查方法，可以触察感知。

2. 胫骨内侧髁病灶穴位：胫骨内侧髁，有来自大腿后侧的肌肉及来自大腿内侧的肌肉的狭缝结构与附着点，如缝匠肌、股薄肌及半腱肌，都会聚于胫骨内侧的边缘，形成一道狭缝，这里有高度敏感的隐神经经过。肌筋的劳伤，结合敏感的神经，交会在一起，形成膝内侧疼痛的好发部位。

3. 膝内侧病灶穴位检查：膝内侧的病灶穴位，形成一线性排列，股骨远端的内侧髁，常有筋膜组织炎症增粗增厚性病灶；股骨内上髁，存在韧带性病灶；股骨膑韧带的侧面，有股内侧肌的附带附着点。

（四）小腿内侧病灶穴位检查

1. 比目鱼肌病灶穴位：位于胫骨内侧侧边缘，病灶呈索状，其中有“灶中灶”的病灶点，触察时，特别敏感。由隐神经支配，同大腿内测病变相连。

2. 屈趾总肌病灶穴位：该肌位于小腿内侧的深层，肌腹比较细小，肌腱延伸至足趾。检查操作时要将覆盖于其浅层的腓肠肌推开，进行细致的洞察。经筋医疗对屈趾总肌形成病理病变时出现的跟震颤病例，实施针刺治疗，不仅使病者能够步行，而且复查病理性足跟震颤时，足跟阳性病征也消失了。

3. 腓肠肌病灶穴位检查：病损的腓肠肌，呈索样型阳性病灶体，腓肠肌内侧段的病灶呈团块状，触压敏感，用针刺或手法调理。不可过量，否则容易导致病人走动困难。

六、下肢外侧筋区病灶穴位结构特点及检查方法阐解

（一）下肢大腿段外侧病灶穴位检查

重点检查老干点病灶、阔筋膜病灶、股外侧肌病灶。（见图 19）

1. 老干点病灶检查：位于大腿外侧上段，股骨肌粗隆处。病灶呈团块型，肌筋丰厚，面积宽广，久治难愈。检查时，病人取侧卧位，医者采用肘臂法，先将结灶初步松解，然后用固灶行针法，以针刺消灶。

2. 阔筋膜张肌病灶检查：病灶位于大腿外侧的阔筋膜肌之中。病灶较厚，其内存在两条线性样结灶。该肌的 A 点，位于髂前上棘，B 点位于胫骨外侧髁。

3. 股外侧肌病灶穴位检查：该肌起于股骨干，通过膑韧带，止于胫骨粗隆，病灶多见于该肌的远端，呈结块状，筋膜增厚，靠近膝关节处。该处可查筋性病灶结节，针刺治疗时反应敏感，对医治

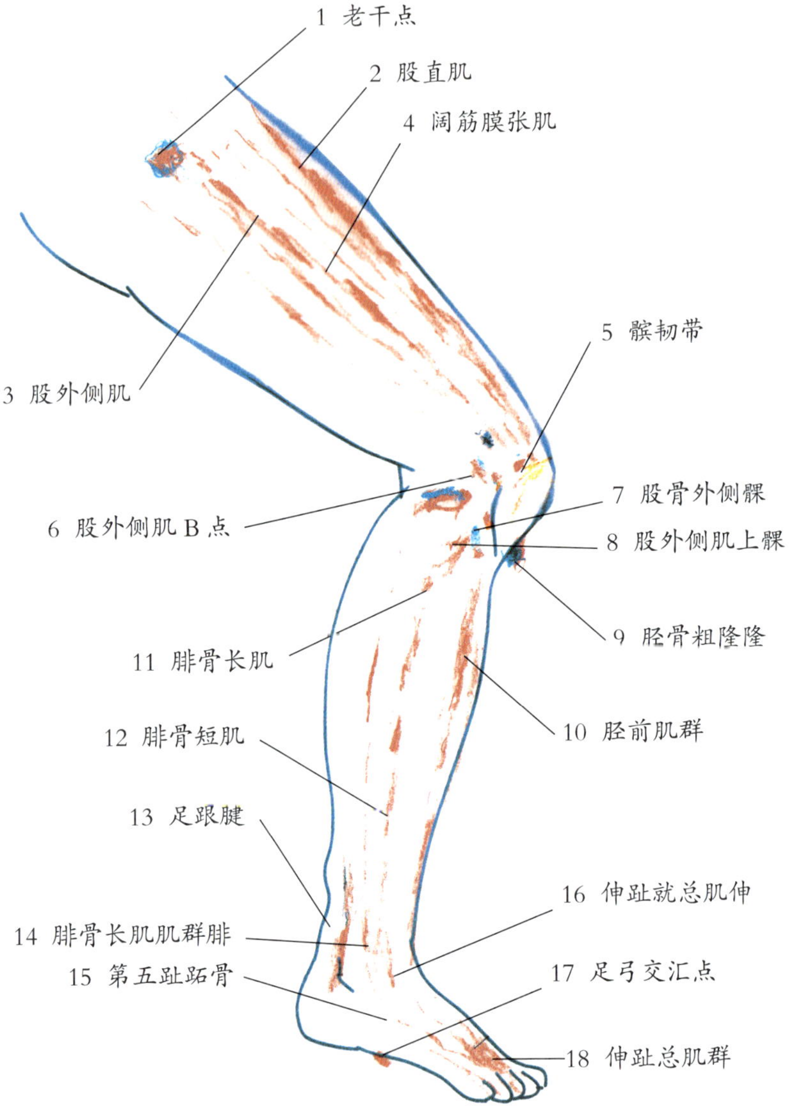
1 老干点
2 股直肌
4 阔筋膜张肌
5 髌韧带
3 股外侧肌
6 股外侧肌 B 点
7 股骨外侧髁
8 股外侧肌上髁
9 胫骨粗隆隆
11 腓骨长肌
10 胫前肌群
12 腓骨短肌
13 足跟腱
16 伸趾就总肌伸
14 腓骨长肌肌群腓
15 第五趾跖骨
17 足弓交汇点
18 伸趾总肌群

图 19

膝关节病变具有突出的疗效。

（二）下肢小腿外侧病灶穴位检查

重点对胫骨外上髁、腓骨下头的肌筋附着点、腓骨长肌与腓骨短肌两肌之间的缝隙、两肌肌腱延伸走向的迂曲特点（已在下肢后侧病灶穴位谈及）进行查灶检查。查明阳性病灶后，同大腿外侧病灶、臂部病灶、腰部病灶，进行自腰至腿体系的消灶处理。

（三）膝关节外侧病灶穴位检查

膝关节外侧的肌筋病灶，好发于腓侧副韧滞、骨结节及其上下侧相关的肌肉。副韧带病灶，好发于副韧带的A—B点及韧滞的覆盖面上，其中韧带的病灶，多呈米粒样细小，病人主诉的症状，是局部酸胀、困倦不适，但剧烈疼痛者较少。用掌功手的大拇指尖，实施推拨的方法，可以明确地查明病灶的所处部位。

第三节　人体局部疾病与经筋疗法

人体各种疾病的产生，西医认为与脏器病变有关，也与神经血管和骨性病变有关，西医通过对患者病史、临床表现、神经血液化验或成像（X光、CT、核磁共振等）检查为依据进行诊断，治疗上以药或手术为主。经筋医疗则认为疾病与人体大环境——经筋组织病变有关。人体受外界因素（外力、不良气候）及自身因素（劳累、不良情绪）影响，发生收缩、痉挛的保护性反应，产生“筋之聚结”

形成“筋结”病灶体，压迫神经血管，导致经络气血运输阻闭，进而导致疾病的发生，这就是人体疾病的筋性致因。经筋医疗以经筋病变为病因病理依据，通过经筋查灶明确病灶部位及形态特点为前提，以理筋缓结、针刺解结消灶为治病重要手段，尔后以药敷拔罐为补益增效的综合治疗手段，临床上对人体筋性疾病和多种不明原因的疑难杂症的治疗都取得了显著的疗效。人体疾病筋性致因的揭示是人体病因学的首次重要发现，开启了经筋医疗从筋治愈人体疾病的医疗新方法、新编章。

黄敬伟教授对人体局部经筋结构特点、病灶穴位查灶、理筋和针刺解结治疗的阐释，是经筋医疗的经验总结，是经筋疗法最核心最精华内容。经筋医疗从古典《黄帝内经·经筋篇》的“人体经皆有筋，筋皆有病，病各有治”论述为指导，认定经筋病灶的形成既是经筋组织病变的反应物，又是经筋病变的体征表现，并且具有可触查感知的特点，针对患者病症表现，只要遵循局部经筋病灶穴位的查灶方法，对患者相应的部位作经筋查灶，总能查出筋结病灶。而只要按照经筋疗法实施经筋理筋缓结、经筋针刺解结消灶和药敷拔罐等综合治疗施治，各种筋病和筋性致因的疾病都可治愈。

经筋疗法具有施治目标明确、施治直达病灶、疗效显著、无毒副作用等特点，并且经济实用、简单易学、安全可靠便于推广和应用。

一、头部疾患的经筋疗法

头晕、头痛、偏头痛、三叉神经痛等，是人体最常见的疾病，这些疾病各有特征又有共性，有的单纯头晕，有的单纯头痛，有的一边头痛，有的两侧皆痛，有的各种症状并存。临床上多数诊断为由颈椎病变引起，但针药治疗效果往往欠佳。经筋医疗认为以上疾患不单是颈椎病变的原因导致，更多是头颈部肌筋劳伤病变挛缩，进而压迫神经血管引起头部各种疾状。以上病症的表现虽有不同，但根源性病灶都在颈部。头部的病灶划分为颅顶区病灶、眶膈区病灶、面区病灶、颞区病灶。经筋疗法将颅顶区查灶从头围线、督脉线、冠状线、颞上线、耳后线和百汇周围分别查灶；眶膈区按照划分的1—8号穴位顺序查灶；面区则从口轮匝肌、提上唇肌、降下角肌、颧肌、咬肌、面肌等逐一查灶；颞区分别按三肌一线一膜划分查灶。颈部主要按照颈侧深筋、浅筋、颈侧一二三线查灶。因此，经筋疗法对以上病症除了针对相应部位查灶消灶以外，还要对沿途和根源性病灶实行查灶消灶，这样治疗会取得明显效果。

面瘫是头部病症的突出疾病，它分为脑溢血中风后遗症、面肌痉挛、周围神经麻痹等主要表现，有一侧面部麻痹、眼睛开合不利、眼斜、口歪、流口水等症状。黄敬伟教授认为，中风后遗症除了神经损伤造成的以外，由肌筋损伤造成的面瘫可以被经筋疗法治逾。经筋疗法对于面瘫的治疗，除了针对面部肌筋如口轮匝肌、提降唇肌、颧肌、咬肌等查病灶并理筋和针刺消灶，还要对眶膈区、颞肌、颈肌等查病灶并理筋消灶，因为眶膈区、颞区、颈区病灶与面部肌筋挛的产生密不可分，只有消除了面区、眶膈区、颞区、颈区的肌筋病灶才可以治逾面瘫，使之康复。这里着重指出的是，颞肌病灶是影响或造成面瘫的原因之一，颞肌病灶压迫制约着三叉神经，而三叉神经就是支配面部肌筋的。另外颈部又是头部病症的根源性病灶所处，所以，治疗面瘫必须对头颈部病灶全面彻查消灶，才能彻底治逾。这也是经筋疗法辨证论治的突出特点之一。

下面是按照经筋病灶穴位头部眶膈区、面区、颞区、颈区、肩区、上肢等部位进行查灶的手法和针法。只要查出病灶，就以手法理筋、针刺消灶，就能对头痛、偏头痛、面瘫、颈椎病、肩周炎、失眠等疾患具有明显效果。

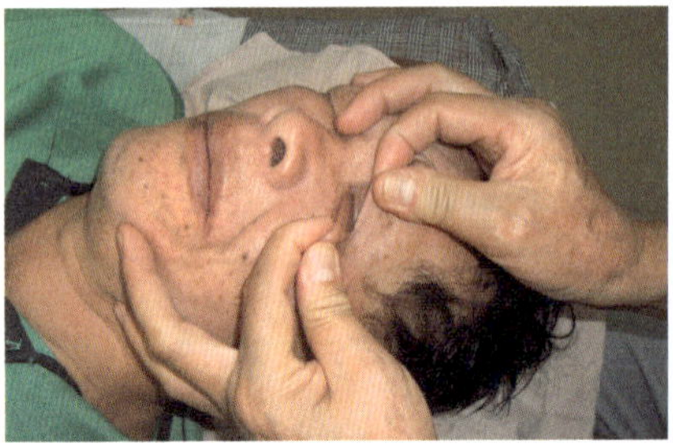
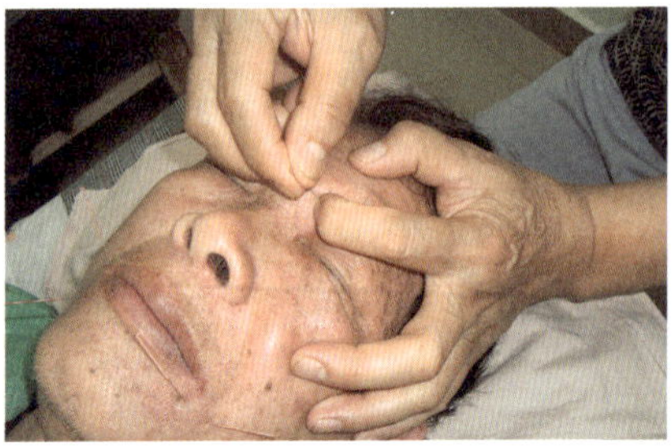
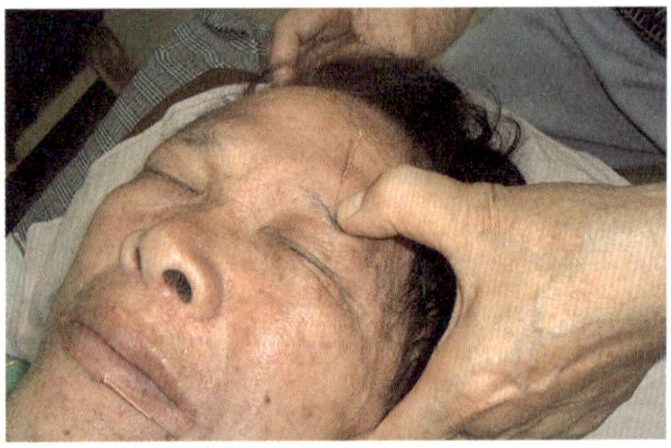
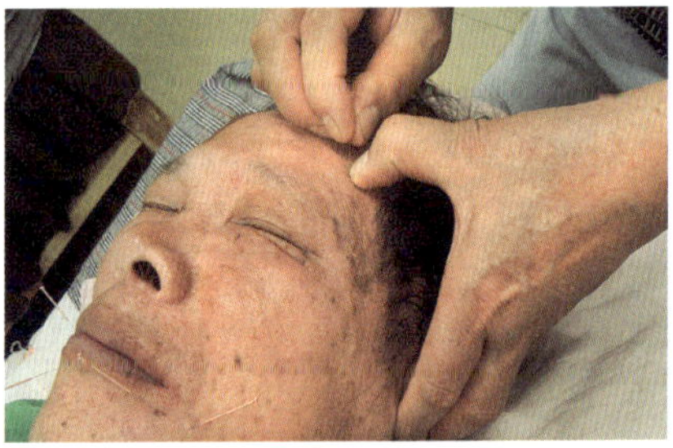
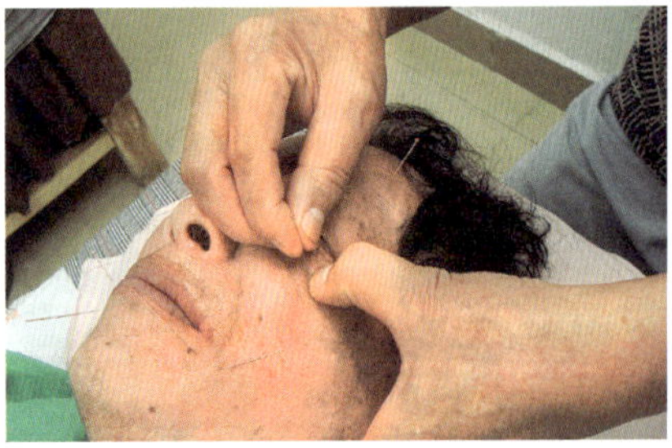
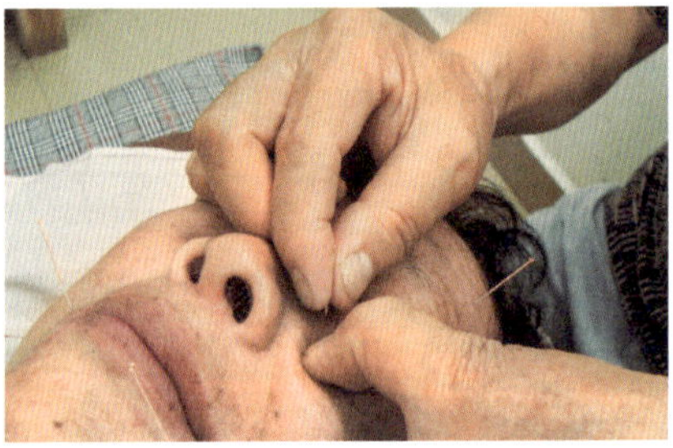

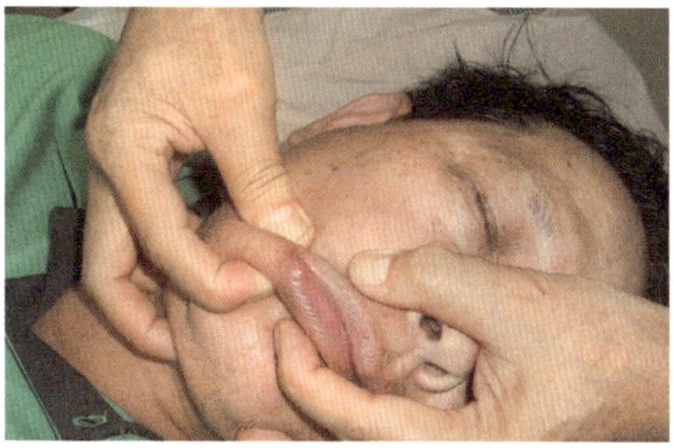
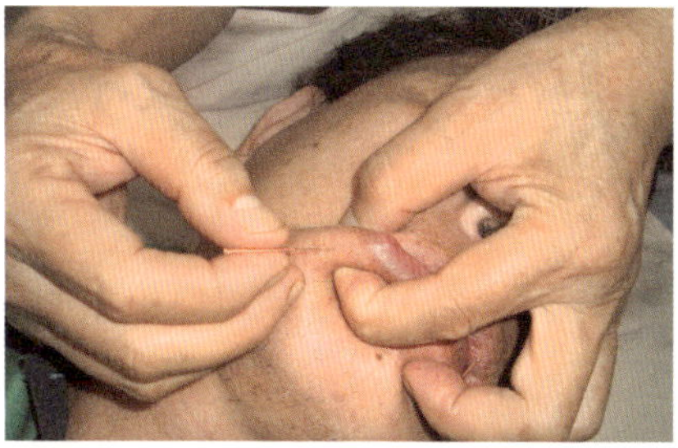
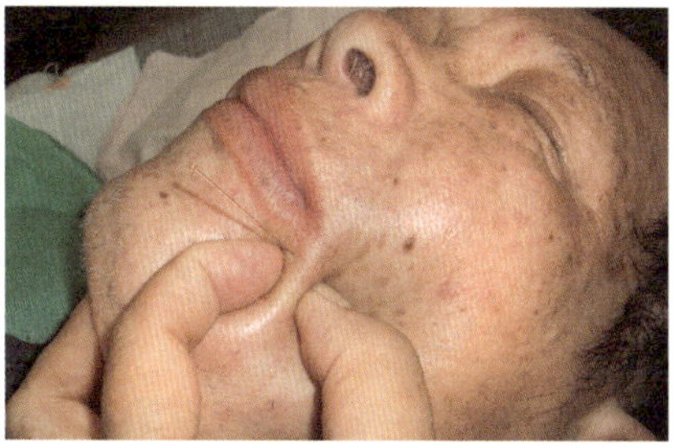
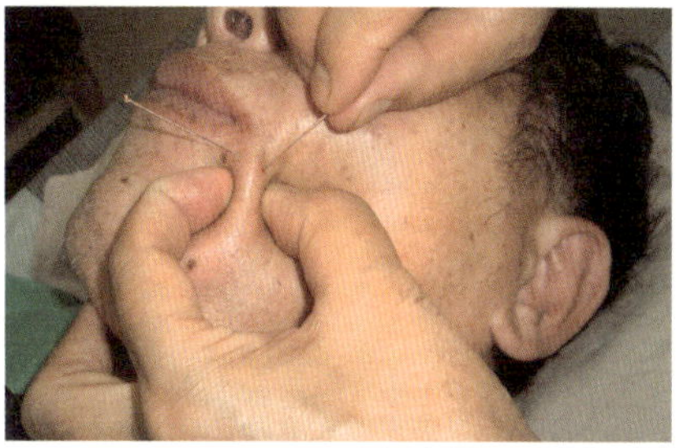
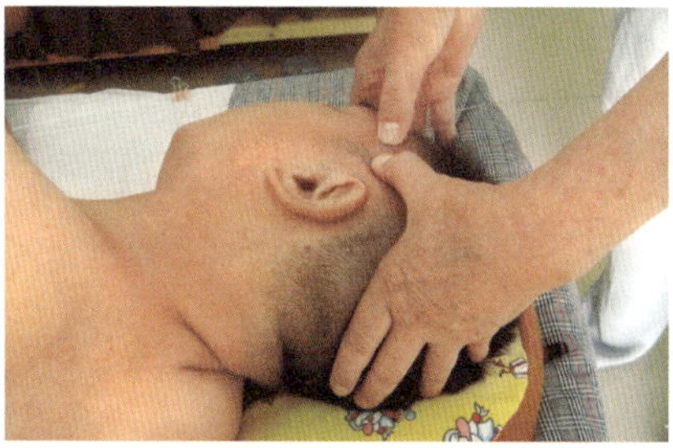
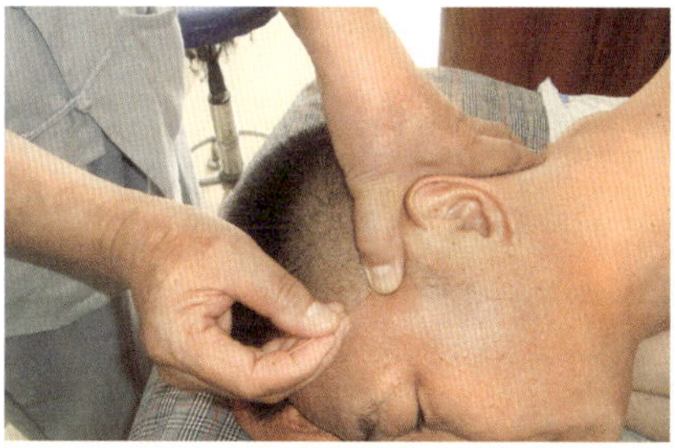
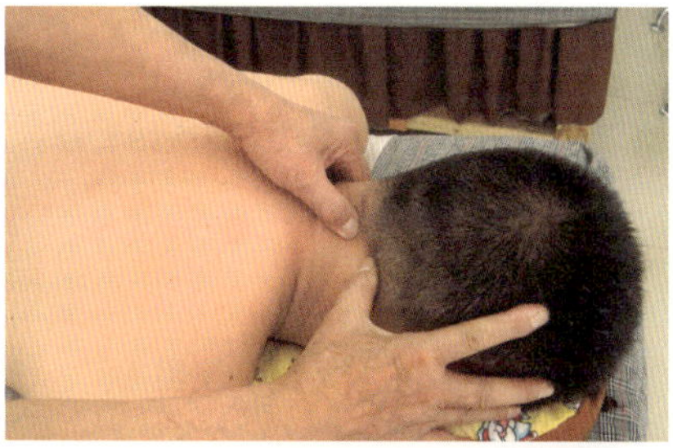
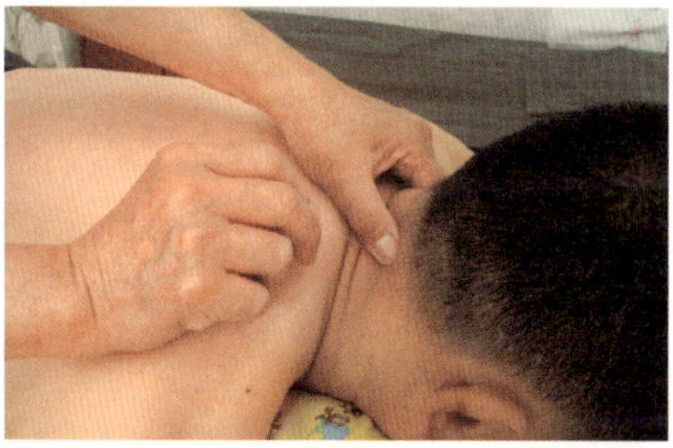
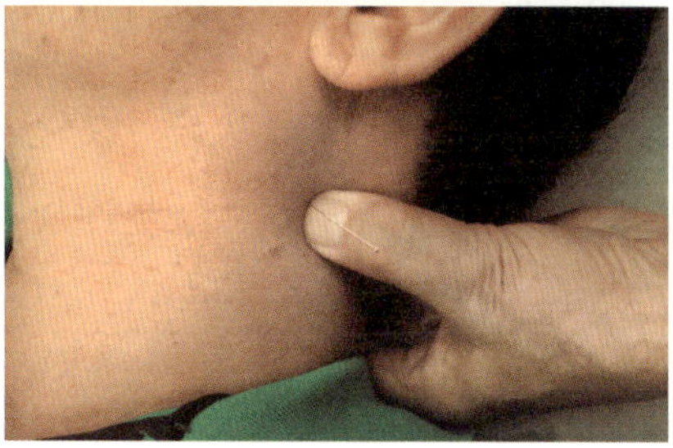
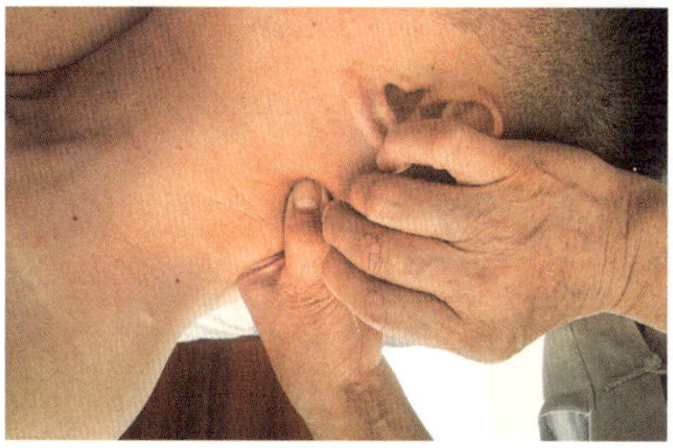

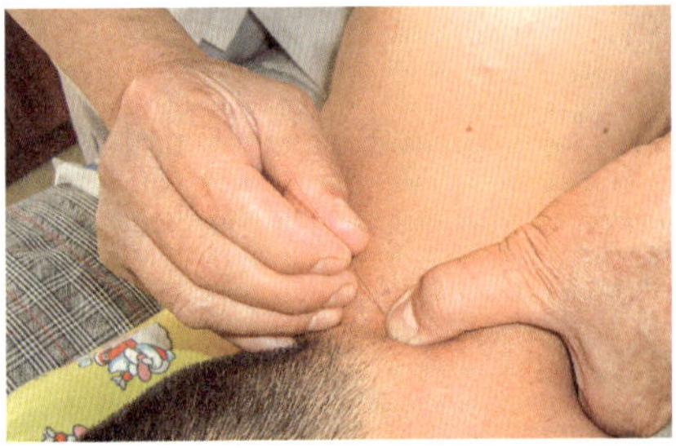
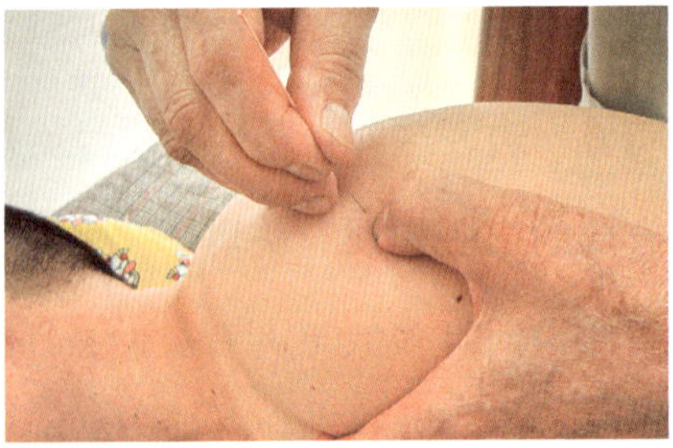
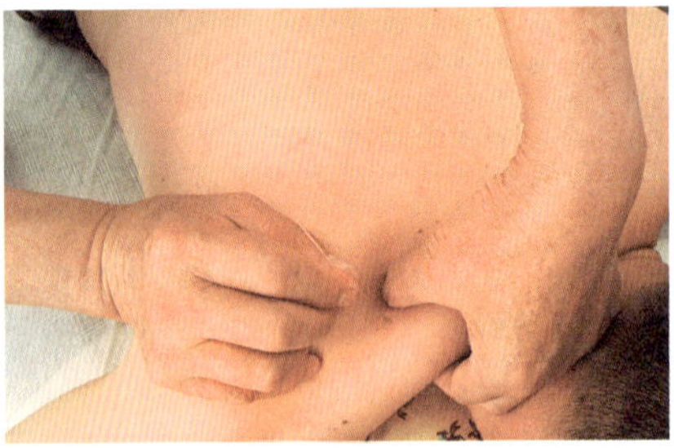
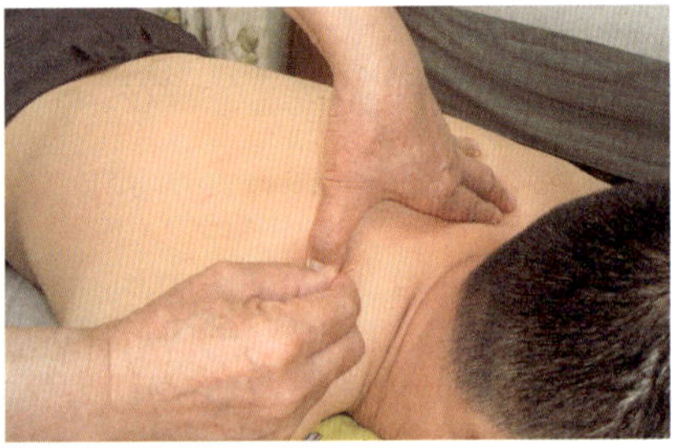
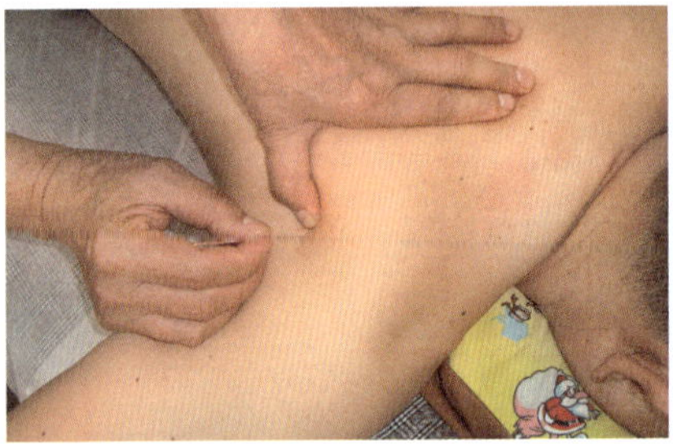
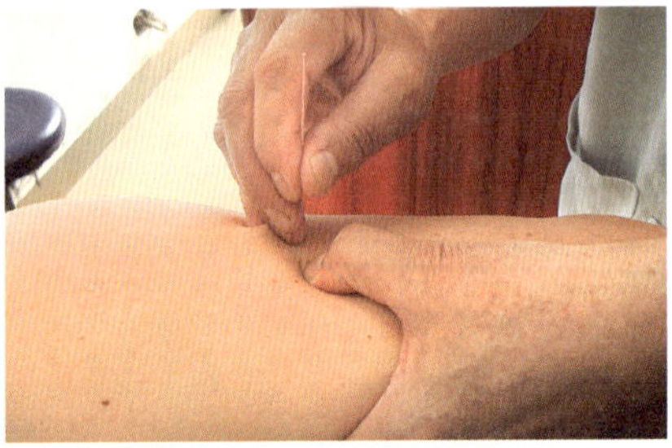

二、颈、肩、背、臂（上肢）部疾病的经筋疗法

头、颈、肩、背、胸、上肢的疾病占人体疾病的大半，而颈部病变又是上半身疾病发生的主要根源。因此经筋疗法将颈部病变和头、背、胸、上肢的疾病联系起来施治，既对各部位疾病重点施治，又对根源性颈部查灶消灶。

颈部疾病（临床称颈椎病）最常见有落枕、斜颈症、喉咙疼痛、吞咽困难等。（1）落枕，主要是由于患者睡眠时颈部受凉引起颈肌痉缩，或患者睡眠姿势因枕头过高或过低，使颈部肌筋一边紧一边松，时间长了就会导致颈肌伤，使患者头部只能一边转动，不能转向另一边，这就是落枕。用经筋疗法可以在落枕患者患侧查到颈部、肩部的肩胛提肌、头胛肌、颈胛肌、斜角肌、岗上岗下肌等的筋结病灶，而且多数患者有一两条肌筋压痛明显，手法揉拨提捋理即感到实时松解，针刺解结即可转动。一般治疗一到三次就能治愈。（2）斜颈症，又称歪勃子，主要表现是患者颈部两边肌筋长短不平衡，头颈部往短一边歪斜。引起原因说法不一，有说生活习惯引起，有说是受伤所致，有的是中风后遗症。经筋疗法查灶主要针对胸锁乳突肌和颈部两侧头夹肌、颈夹肌、斜角肌、斜方肌逐一检查，许多情况下胸锁乳突肌短侧会有硬结病灶，提捏时患者反应异常明显，伴有同侧颈部肌筋出现病灶存在。针对病灶施予理筋针刺治疗，一般三到五次治疗就会明显改善，一个疗程（十次）一般都能治愈。（3）喉咙疾患不管是疼痛、发炎、或吞咽困难等，除了不良气候引发感冒发炎，经筋疗法从颈部前面喉结两侧的舌骨肌、肩胛舌骨肌、胸骨舌骨肌、舌骨和喉骨上都可查到粿粒病灶存在，经筋疗法将查出的病灶用最小微针点刺消灶，对喉部疾患一般都能改善和治愈。

背、肩部常见的疾病，背肌疼痛、胸闷、心痛、肩周炎等，不管是各种原因引起，都和经筋组织损伤有关。（1）背部疼痛主要身体尤其是背部受凉引发背肌挛缩的保护性反应，导致背肌劳伤，背部出现局部隆起罗锅（陀背）等症状，查灶可见斜方肌、菱形肌、竖直肌和胸椎后棘突等部位出现筋结病灶，针对这些病灶施予理筋针刺解结消灶，就会令背痛消除，罗锅现象也可消失。（2）胸闷、心痛，临床上常诊断为心脏病，其实很多情况下是假性心脏病，是属于心胸相引的胸背肌劳伤所致，经筋疗法对不少心脏病患者查出胸背肌筋筋结病灶并以予解结消灶，所谓的心脏病都得到了治愈。（3）肩周炎、肩胛上神经卡压综合症常见于体力劳动者、运动员和经常操作电脑者等，肩周炎主要表现是患者肩关节活动受限和肩周围组织三角肌、岗上岗下肌疼痛和背部肌筋疼痛等，很多情况下是受风寒侵袭和劳累的原因引起。（4）肩胛上神经卡压综合症主要表现是患者背肩沉重酸痛，伴有头部不适，原因是颈肌背肌和岗上岗下肌病变对支配背部和上肢的神经压迫所致。经筋疗法除了对颈肌背肌查灶，还着重对岗下岗下肌、岗上肩窝、肩前胸骨和胸肌病灶进行彻查，实施理筋针刺解结消灶，常取得满意疗效。

臂部（上肢）疾患除了肩关节疼痛（肩周炎），肘关节疼痛（网球肘）、腕关节疼痛、指关节疼痛（类风湿）、手臂手指麻痹也是临床常见疾患，西医除了打针服药就是手术治疗，疗效不明显。就算打封闭针也是暂缓疼痛，治标不治本。（1）肩关节疼痛（肩周炎）上面已经描述，肘关节疼痛（网球肘）和腕关节疼痛常见于网球、羽毛球、兵乓球、排球运动员等，另外手工劳动者也常见。肘、腕关节疼痛病因主要是上肢运动量过度（劳累）导致上肢肌筋劳伤进而导致上肢疾患。经筋疗法依据肌筋痉挛会压迫神经血管，解除肌筋痉挛可治疗以上疾患的医理，按照局部经筋病灶查灶方法，针对病变部位肩关节、肘关节、腕关节、指关节进行查灶，还要沿着指配上肢的神经的沿线肌筋直至终末始发点即颈部查灶消灶，重点是上肢肌筋肱肌、喙肱肌、肱二头肌、栂长短肌、旋肌、伸肌、屈肌的附着点进行查灶并实施理筋消灶，施治 3—5 次，上肢各种疼痛就会缓解，约一个疗程都可治愈。（2）上肢冰冷、麻痹、麻痛也很常见，冷症是血液循环障碍的主要表现；手臂手指麻痹麻痛，主要是支配上肢的神经受到卡压出现的症状。经筋法法从根源颈部查起，对颈夹肌、头夹肌、斜方肌、斜角肌、岗上岗下肌、大小圆肌、三角肌、肱二头肌旋肌、伸肌、屈肌等进行查灶、理筋、消灶，并适当予以外用药酒擦敷，解除了肌筋病灶对神经血管的压迫，手臂手指的冷症和麻痹麻痛就可以消失。（3）肘关节、腕关节、指关节屈曲不能伸直是中风偏瘫患者的主要表现。经筋医疗认为，在排除了中枢神经的因素后，针对肌筋痉挛的症状，经筋疗法可以有效治疗。经筋疗法针对患者的患侧从颈部、肩部、上肢臂部至肘、腕、指关节沿线实施查灶消灶，都会收到实时的疗效。只要坚持治疗，偏瘫痉挛的状况都会得到缓解或康复。

三、胁部、腹部、腰部疾病的经筋疗法

1. 胁部的肋间筋绞痛是疼痛一种症状，一般只在侧身手臂下腰部上肋间出现，症状很突然，好似闪腰一样疼痛。病因不太清楚，经筋查灶在患者病侧胁部肋骨边常触查到粿粒病灶，以指尖切拔可见到骨擦声，以 5cm 微针刺达病灶时患者异常敏感，经筋疗法施治一次就能缓解，3—5 次即可治愈。

2. 肋端综合症是一种临床少见的特殊症状，常出现胸部疼痛、心脏不适，常误诊为心脏病，但有关检查却排除了心脏疾患，临床上常将此病称为不明原因的奇难怪病。经筋疗法查灶在患者胸骨与肋骨交接处查到粿粒病灶，在两边肋骨尤其在软肋上都查到片状微

粒状病灶，触感明显；在患者背部6—9胸椎后棘突也出现粿粒病灶，两旁肌筋常出现隆起现象。经筋医疗认为此为假性心脏病，属心胸相引病症。施以经筋理针刺消灶，当即缓解，但不易治愈，須坚持治疗1—3个疗程方能凑效。

3. 腹部疼痛通常认为是肠胃病，常常因饮食不当引起肠胃炎进而引发溃疡导致腹痛。但也有假性肠胃病的腹痛，主要是患者腹部的肌筋如腹直肌、腹横肌、腹内斜肌腹外斜肌的痉挛，和腰部两侧深肌及腰部后面竖直肌、腰方肌、腰大肌的劳伤造成腹痛，还有由颈部病变引起的颈胃综合症造成的腹痛。经筋疗法针对腹部腰部查灶并以理筋针刺治疗，对肠胃炎或溃疡病的治疗，主要是对肠胃周围环境即腹部腰部的经筋病变形成的病灶实施理筋缓结针刺治灶，改善肠胃环境促进肠胃自我修复能力，提高肠胃功能实现康复，这就是中医典型的内病外治的病例。对于假性肠胃病颈胃综合症引起的腹痛，只要解除了腹部、腰部和颈部的肌筋劳伤形成的肌筋病灶，都能康复。

4. 产后腹痛和妇女结扎手术后不明原因的腹痛，是妇女常见的病痛，但对腰进行相关检查腰却未见异常。通过经筋查灶，在患者少腹五皱壁发现索样病灶，在其深部髂肌与腰大肌两肌交会处发现硬结病灶，这是造成妇科疾患的筋性致因。经筋疗法针对以上病灶进行理筋缓结针刺消灶后，疗效明显。

5. 腰部疼痛是最常见的人体疾患，几乎人人都会有经历过。症状表现差异很大，有的单侧疼痛，有的两侧都痛，有不能弯腰转身，有的疼痛延伸到臀部和下肢等。拍片检查常有腰椎骨质增生、腰椎间盘突出等，临床上常诊断为腰椎间盘突出压迫神经根导致的腰椎病症。常规治疗以针药或手术为主，但常常疗效欠佳。解剖学阐明了腰部的生理结构：腰1—5椎体上接胸椎，下接骶骨，两侧有髂骨。腰椎有四个关节，与髂骨形成两个关节；腰椎有5个横突，腰3横突较长。腰部两侧有竖脊肌、腰方肌、多裂肌、回旋肌，腰深部有腰大肌、腰方肌、及腰小肌等；人体解剖揭示，腰从神经从腰椎孔发出，与腰大肌齐平，并穿梭于腰大肌的肌质之间。腰大肌横跨于腰三横突上，腰大肌伸缩活频繁而且在腰三横突上频繁擦摩造成腰肌劳伤最为常见，因此腰从神经除了受腰椎病变（增生或椎间盘突出）影响，腰肌劳伤对腰从神经的压迫远大于腰椎病变的压迫，有时甚至是主要致因。这就说明单从腰椎病变（骨质增生、椎间盘突出）的诊断是不全面的。临床上单纯针对腰椎病变的治疗疗效欠佳甚至无效也就不足为奇了。经筋疗法针对腰部肌筋劳伤常见的部位，着重对腰椎后棘突、椎骶关节、髂骶关节、及棘间韧带，还有腰大肌、腰方肌、竖脊肌、多裂肌、回旋肌等结灶部位进行彻查，施以理筋缓结针刺消灶，对腰腿部的疼痛、腰椎间盘突出症都有明显的疗效，而且标本兼治，少有复发。不但消除了病痛，而且病变造成的脊柱弯曲，在治疗后都有不同程度的纠正，这是经筋疗法从筋治骨取得意想不到的医疗效果，也是经筋疗法治疗腰椎病的有力佐证。这里值得重视的是，从腰部发出的神经也是支配下肢的支干神经，常常是下肢疼痛的根源性病灶。因此，消除腰部病灶也作为治疗臀部和下肢疼痛的重要手段之一。

下面是针对腰部腑卧位的棘肌、最长肌、髂腰肌和侧卧位的腰大肌及腰三横突病灶的查灶、理筋法和针刺方法；针对腹部的腹直肌、腹内（外）斜肌的查灶理筋和针刺方法。

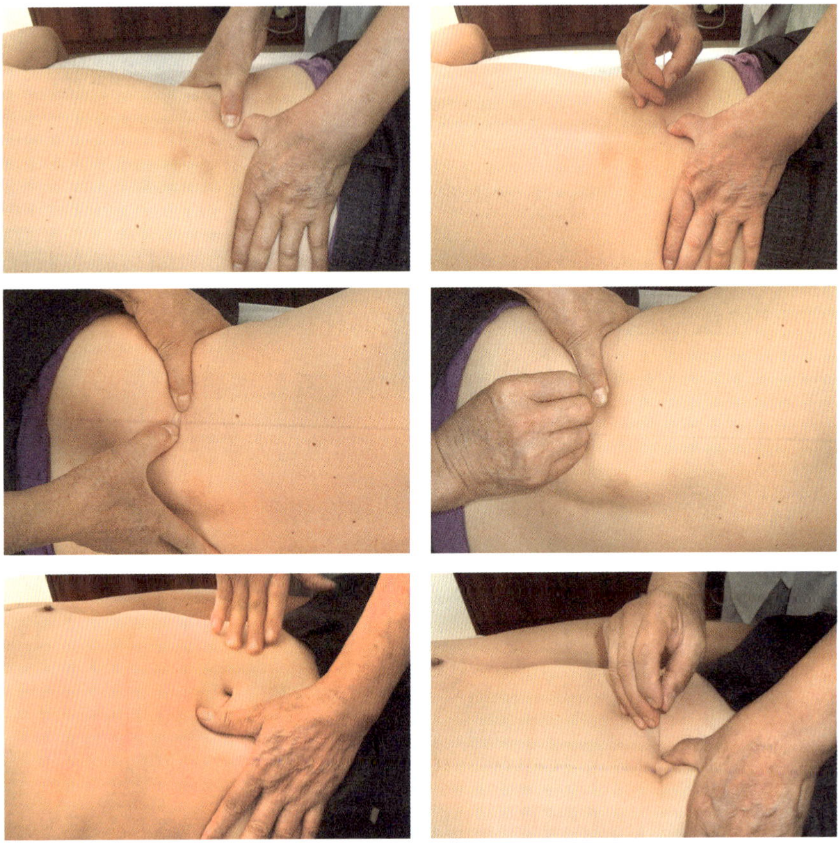

四、臀部疾病的经筋疗法

臀部主要疾患是坐骨神经痛和髋关节疼痛，这两种疾患常常与下肢疼痛相关联。通过经筋查灶，在这两种疾患患者的梨状肌、臀中肌、臀方肌、髂胫束等处能发现硬结团块病灶，以及臀中臀上皮神经和坐骨结节也有粿粒病灶存在，对以上病灶实施理筋针刺治疗般可消除臀部疼痛。

下面是针对臀部坐骨神经穴位的梨状肌、臀中肌、臀中肌、结结节等病灶穴位的查灶、理筋和针刺手法。这对解除坐骨神经痛、下肢疼痛具有明显疗效。

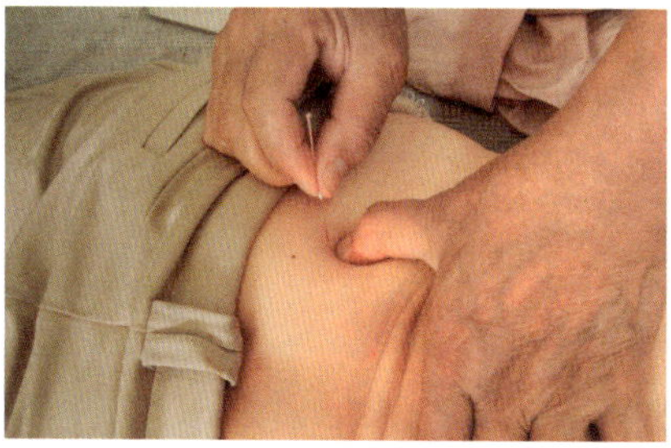

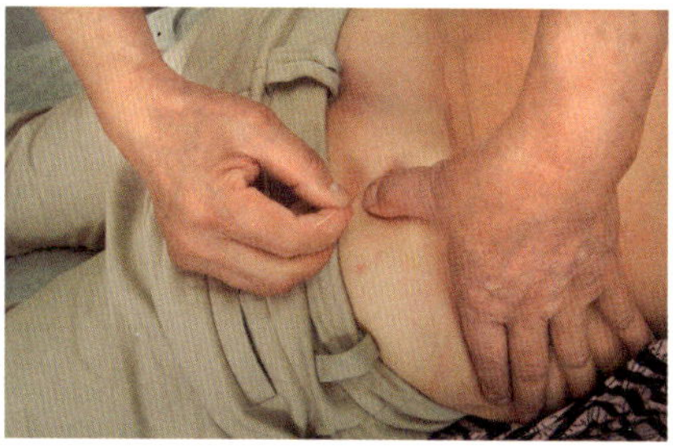

五、下肢疾病的经筋疗法

下肢疼痛以膝关节、踝关节、脚趾疼痛和下肢或足背脚趾麻痹常见。经筋疗法除了针对膝关节踝关节周边肌筋附着点、大腿小腿内侧外侧肌筋沿线查灶，按照下肢内外侧病灶分布逐一彻查并理筋消灶，还要对臀部腰部查灶一同治疗，这样可以根治下肢疾患。下肢小腿疼痛麻痹最直接的致因是腓骨神经麻痹引起，造成腓骨神经麻痹主要是胫前肌挛缩压迫腓深神经，腓骨长肌腓骨短肌收缩结灶压迫腓浅神经所致。对胫前肌病灶（以足三里穴为代表）、腓骨长短肌病灶以及腓骨、踝关节、跖关节肌筋附着点进行查灶消灶，也可收到立杆见影的效果。另外，中风后遗下肢偏瘫一边跛脚是中风的重要标注，经筋疗法对此症治疗主要针对中风后肌筋痉挛实施缓结解挛，着重对髂腰肌、内收肌、股内侧肌、腓肠肌、比目鱼肌等彻查筋结病灶和消灶，经筋医疗认为患者大腿内侧从腹股沟下至膝关节的冲脉线受到压迫是导致患侧跛脚不能抬腿的主要原因之一，因此必须重点施治。经筋疗法对中风偏瘫的肌筋痉挛病人的治疗效果优于其他疗法。

下面是针对下肢前、后部位的经筋病灶穴位的查灶、理筋和针刺方法。

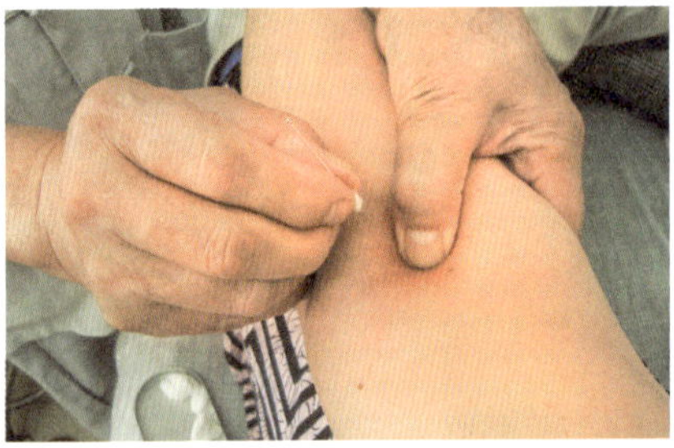
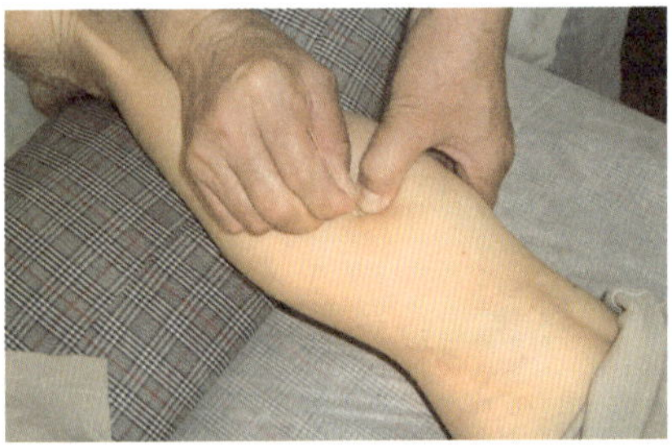
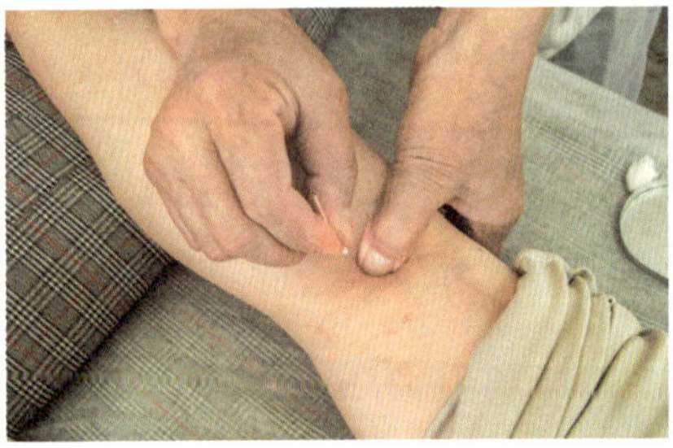
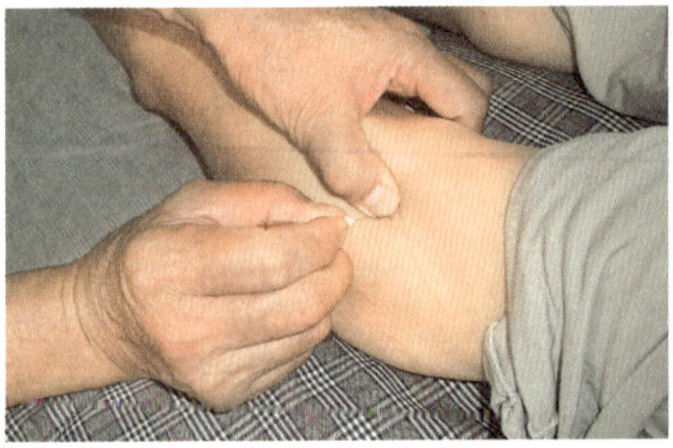
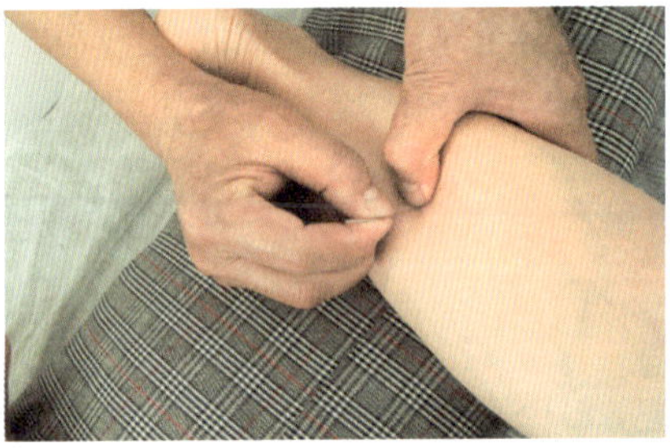
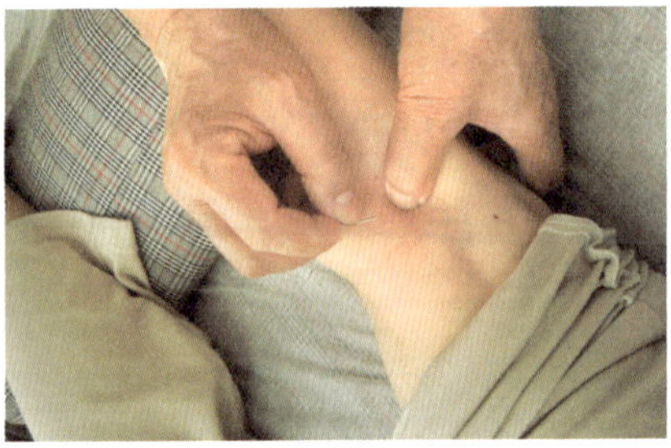

第四节　人体上半身常见疾病实施经筋疗法阐解

经筋医疗将人体头、颈、肩和颈肩臂以及背、胸、胁部作为一个节段和区域，分别与人体常见的相关病例联系起来，对节段区域内的经筋病灶实施解结消灶就可治疗该区域的相关疾患。这种医疗行为在经筋医疗实践中很常用，也取得了明显效果。这是因为支配该区域的神经都是从颈椎发出向上到头面，向下至肩臂上肢远端；而胸神经也来自背部胸椎分支，故有心胸相引病症。人体的头、颈、肩、臂、背部的经筋病变，会引发人体的多种病，如眶膈区肌筋结灶会导致眼疾，颞区、颅顶区肌筋结灶会导致头晕头痛、失眠、神经衰弱，面肌紧挛会导致面瘫，颈、肩、臀肌筋病变会导致上肢疾患和颈椎病，等等。经筋医疗将上术述各种疾患对照相应区域查出经筋病灶，之后进行理筋消灶，就能实现治病目的。

一、颈椎病神经根型病症

1. 病人一般情况及病史。患者王某，男性，59 岁。有长期低头伏案工作经历，病史历时 18 年。自 1987 年秋天起，自觉颈部板硬感，伴发颈、肩、背及岗下区域疼痛，上肢麻木。当年前往北大医院骨伤科就诊，经医生检查及 X 光、CT 拍片检查后，确诊为颈椎病神经根型。医院决定进行手术治疗，但患者害怕手术，追求非药物及非手术的治疗方法。18 年来，曾做过理疗、针灸、按摩、小针刀疗法及封闭疗法等，但疗效甚微，病情仍然反复发作。经好友介绍，前来向经筋科求医。

2. 经筋查灶检查。查见患者颈部活动功能障碍，两侧上颈部的头颊肌、颈颊肌、头半棘肌及斜方肌，呈现出强阳性的“筋结”病灶反应；肩胛提肌的起止 A—B 两点的“尽筋”附着点，呈现一级强性的“筋结”颗粒性反应病灶；肩胛提肌于上颈部后侧的肌腱，呈索样硬结，在索样硬结病灶之中，存在微粒型的“灶中灶”，触痛显著，岗下筋区的岗下肌及大圆肌，呈现着团块样的“筋结”，并在团块样的病灶当中，触查出“微粒”状的筋膜性的“灶中灶”；大网肌及岗下肌分别附着于肱骨小结节嵴及肱骨大结节的“尽筋”附着点，均呈强阳性的一级“筋结”病灶反应；岗上肌于岗上窝部的附着点，及其伸延向肱骨大结节的附着点，亦呈现阳性块样及颗粒型的病灶表现。对患者上肢作臂丛牵拉试验及压顶试验，亦呈阳性反应。结合病史、有关检查及经筋查灶检查的结果，经筋科确诊本病例为颈椎病的广泛伤筋型的病例。

3. 经筋疗法施治方法。本病例按经筋疗法的常规施治方法治疗。

（1）徒手理筋消灶：运用掌功手法、肘臂法、捋拨反搏灌浆法等经筋理筋消灶方法，对病人全身进行理筋舒筋活络的调理；在全身理筋调理获得全身整体十分舒适基础上，重点对患者的头、颈、肩、背及上肢，进行理筋缓结，令颈椎病病变波及区域的肌筋获得初步松解，从而提高患者的抗病能力。

（2）经筋针刺解结消灶疗法：即在徒手理筋消灶解结的基础上，针对病人的颈部、肩部、岗下、背部及上肢检查发现的阳性“筋结”病灶，以及颈筋区的病灶，作为原发发病的根源性区域，重点加以经筋针刺施治。同时，按颈丛神经所分布支配人体的相关区域的病变，以查明筋结阳性病灶为依据，结合病人的主诉，进行区域重点和病灶重点适宜其所的经筋针刺治疗。一般情况下，对病人的颈部、肩部、背部、岗上、岗下及上肢病灶，采用“固灶行针”各施治1—2个病灶点，总共实施5—7个穴位；由于选择的病灶是影响全局的病灶，即根源性病灶与末梢性病灶的有机结合，故经筋疗法施治的穴位较少，但疗效非常突出。

（3）投拔火罐治疗：即在固灶行针后的针孔表皮，进行空罐负压拔罐治疗，以增强经筋疗法的治疗功效。

（4）针对病人的并病疗法：例如，病人合并受凉或上感，经筋疗法在进行消灶解结治疗的基础上，适当加入温补或清热的药物，给病人口服。经筋疗法观察到，病人合并上感或受凉，有加重肌筋病变发作或加重病情的密切关系。故需适当运用药物配合治疗。

4. 按语。本病例按现代医学对颈椎病的分型方法，归纳入神经根型。但按语者对现代医学颈椎病的分类方法，尚存在不同的观点。

（1）疼痛，视为神经根受卡压，觉得这种观点并不科学。因为，末梢神经受卡压也可致痛，例如，皮肤就存在痛觉小体，故皮肤受卡压，也可致痛。故把疼痛单纯视为神经根受卡压，并不科学。

（2）现代医学提到传入神经有三种：一种是定位传入神经纤维，

一种是定性传入纤维，还有一种是报告大脑是否作出决定的决定纤维。这三种纤维认识的得来，是否经得起再重复核定呢？是臆想的结论还是猜想的结论？

（3）颈椎病疼痛者，定为神经根型，那么只有开刀，把压迫神经根的因素解除，才是唯一的有效治法。然而，针灸、经筋疗法等也能有效地止痛，甚至其止痛的效果比手术及麻药还好。

二、骨质增生型颈椎病症

1. 病人一般情况及病史。兰某，女，56 岁。自诉 1976 年起，颈部发生板硬感，伴颈、肩、背疼痛，时有上肢麻木，历时已 12 年，常在工作劳累及受凉时病情加重。此次因上感，病情发作，已历时 23 天，针药未果，咳嗽频繁，咳时肚皮及胸部疼痛，不敢放声大咳，夜不能入眠。既往曾做过颈椎摄片，发现颈 5—7 椎骨质增生，使用多种治法，但未能根治。

2. 经筋查灶检查。颈向左侧偏歪，左上肢活动功能障碍，肢端冰凉，皮色淤滞，呈暗紫色，知觉存在，牵拉反射阳性，压头反射阳性，柯夫曼氏试验，呈弱阳性；手指肢节微肿，指关节囊的内侧及外侧，各存在 2 个“筋结”阳怕性病灶点；左前臂挠侧屈腕肌，自远端向近端检查，除了其“尽筋”的 A、B 两点呈阳性“筋结”病灶反应，肌腱与肌腹的交际部位，亦呈阳性反应；肌腱呈索样硬结，肌腱呈肌筋膜炎症阳性反应；左旋前圆肌的肌腹，存在 3—4cm 长度的阳性“筋结”病灶反应，触压疼痛显著；左前臂的尺侧屈腕腕肌，亦呈“筋结”阳性病灶反应，但较挠侧屈腕肌较轻；左上臂显著的病灶阳性反应点，是挠神经沟周边出现的阻滞性阳性病灶，病灶呈“八”字样分布；左肩部的岗上肌，呈结块样的阳性病灶反应；岗上肌表层的皮下筋膜，呈颗粒型“筋结”阳性病灶反应；左颈部的前斜角肌，呈现两端“尽筋”A—B两点的阳性病灶反应；左侧颈5—6横突尖，触及颗粒性“筋结”阳性病灶点；左侧胸锁乳突肌，呈块状阳性病灶反应，以胸锁乳突肌的前沿线，阳性病灶反应最为明显；根据X光照片及经筋查灶检查，确认本病例为颈椎骨质增生型颈椎病。

3. 经筋疗法治疗方法。

（1）针对本病症的颈椎病，属于原发性病变，但因合并上感触发，经筋医疗将本病症称为机体反应性筋性病变。首先治疗引起机体反应的伤感病症，服中药消炎清热解毒，处方是：金银花30克，连翘20克，黄连20克，蒲公英30克，黄柏30克，桔梗30克，丝瓜络20克，地丁30克，秦艽20克，甘草30克，陈皮10克。取三剂，频服。

（2）理筋消灶疗法：对患者进行全身性的理筋解结施治，重点对左上肢及颈部的理筋调理。

（3）实行“固灶行针”的经筋针刺方法治疗，重点对左上肢的指节、前臂的挠侧、尺侧屈腕肌、旋前圆肌其上臂的挠神经沟、肩部的岗上肌，以及颈部前中斜角肌与颈横突的阳性病灶，进行针刺消灶解结治疗。

（4）对针刺治疗后的针孔表皮，实施拔火罐治疗。

4. 疗效情况。首次治疗后，患者感觉全身舒适、轻松，咳嗽程度锐减，当晚能安静入睡。次日控制了病情的进展；两天后第二次施治，患者进入机体平衡、平稳的康复期，咳嗽次数减少，咳嗽程度减轻，全身舒适，左上肢活动问题大幅度改善；经过三次治疗，病人趋于病情平稳状态；经过八次治疗，患者获得病情解除，病情进入痊愈阶段。半年后复查，患者处于正常人状态。复照 X 光片，见颈 5—6 颈椎椎体的骨质增生浓密度阴影，呈现显著吸收的医疗结局。追踪三年，未见复发。

5. 按语。中医词典指出：“筋之本意是指粘附于骨面上的韧带而言。”《类经》指出：“经筋联缠百骸，筋会于节。”故人体 206 块骨骸及关节，都是由筋性组织的连结。因为筋性组织担负着牵拉、牵引等的张应力作用，所以筋性组织的器质劳伤或拉伤不能避免。劳伤或损伤伤后的筋性组织，机体为了保护自己，必然的使肌筋收缩，或者发生痉挛。久伤的肌筋会导致钙离子等沉着。X 光片上所见到的骨质增生浓密度阴影，是筋性组织的浓缩聚结与钙质结合而成。

三、植物神经型病症

1. 病人一般情况及病史。患者陈某，男，45 岁，北京市运输公司司机。自诉颈部僵硬伴头眩、失眠、多梦，左上肢麻木，病史 8 年。曾在医院按摩推拿科诊治 6 个月，病情未减。近日自觉口苦咽干明显，伴小便黄，大便硬结难解，失眠加重，但无恶心欲呕吐及四肢冰冷感觉。

2. 经筋查灶检查。查见病者精神不振，舌苔黄厚，脉弦紧，稍数，此乃湿热征象。颈项查灶，查见左颈后外侧，横发际与斜发际的交汇处，存在一颗粒性状如板栗样大小，质地坚实、触感特别敏感的“筋结”阳性病灶体，经筋医疗定名这颗病灶为眩晕病灶点。凡出现这颗阳性病灶者，都伴发植物神经紊乱的头晕脑胀、失眠多梦征象。按摩方法，由于缺少病灶理论及临床经验，故虽然患者实行按摩治疗半年，病情如故。

3. 经筋疗法施治过程。病灶查明后，经筋科在采用广泛性全身消灶解结基础上，重点对病人的颈部眩晕点病灶，实行“固灶行针”的施治方法。针刺时，对晕点病灶，实施三个层次疗法：第一个层次是病灶皮敏敏感点的点刺消灶法，于晕点的皮下筋膜，刺治皮下结节增厚的病灶；第二个层次是将针尖伸向病灶点的肌膜，作消灶解结治疗；第三个层次是将针刺伸向筋结点的深层，直刺治达近骨膜层面。治疗后患者说：“我的病根就在这个点上。”医者给病人的施治量要适当掌握，否则经治后病人的治疗反应会过于强烈。

疗效情况：经过首次经治，患者当晚就获得多年来的最好睡眠，次日头晕脑胀减轻一半，精神转佳，植物神经紊乱的湿热征象，逐日减轻，口苦咽干、小便黄、大便硬结等的征象，逐日消除。经治三周，顽症解除。追踪 2 年，未见复发。

4. 按语。人体躯体的神经，分为感觉神经与运动神经两组；躯体神经分布在颈部的深层及浅层，又与颈部的植物神经纤维，存在着千丝万缕的联系。经筋疗法，对人体颈筋区的感觉神经及部分运动神经，进行以“筋结”病灶为靶点的施治，能起到既调节躯体神经的同时，又从中起到对植物神经的有效调节作用。故经筋医术的治疗方法及机理，值得以深入研究。如若通过病灶点的治疗观察，从人体的肌筋组织织及神经组织的病态中找出其结构的科学解释，那便是经筋医术对人类健康事业的一大贡献。

四、项韧带炎症钙化型颈椎病病症

1. 项韧带结构特点与病症表现特点概述。项韧带是颈椎背侧宽阔的筋膜，位于斜方肌、菱形肌及后上锯肌的深层，遮盖着头夹肌、颈夹肌和半棘肌的表面。向上附着于上项线，向下与背腰肌筋膜相向逆行，内侧与项韧带融合。项韧带的这种结构模式，犹似在人体的颈项，安插着一块隔膜，其下包裹着三块肌肉，其上覆盖着三块肌肉，形成浅深两层的固性隔板，加上其上部附着于上项线的固定性，内与颈韧带融合，构成项韧带在颈部的移动性范围极少。故项韧带受到的牵引力相当巨大，发生慢性积累劳伤甚为常见；其发生劳伤之后，炎症性病变及钙化的机遇性很大。项韧带炎症钙化之后，显示出现两大特点：（1）自觉颈韧部板硬、发紧、头晕头痛症状突出。（2）X 光或 CT 摄片，可见钙化的阴影，浓密度增高。由于项韧带的活动度降低，加上其痉挛的收缩作用，可致颈椎的弯曲度降低而变直。

2. 典型病例回顾性医案。患者陈某，女性，48 岁，东北哈尔滨市人，自诉头部闷胀，颈项高度发紧、伴僵硬感。经筋查灶检查，用弓钳手的两指合力查灶，发现患者颈上部的左右两侧，形成结块样的硬结病灶体，并向下伸延，两侧颈部的头夹肌、颈夹肌及头半棘肌呈索样的硬结照 CT 及 X 光，见上颈项软组织钙化的浓密度显著增高，颈椎体中度变直。诊断为颈韧带筋结性颈椎病。

3. 经筋疗法施治方法。（1）以两侧上颈项的硬结病灶作为施治重点，在充分理筋活络基础上，并对颈、肩、背及上肢，进行全面的理筋消灶解结调治。（2）加用湿热度较大的灸治疗法，令颈筋区及背筋区的凝结状态的肌筋，获得充分的温行舒筋活络，血脉通畅。（3）用“固灶行针”的经筋针刺疗法施治，即于病灶群之中针对硬结病灶，实施刺治，刺治分三个层次消灶：即皮下筋膜消灶、中层硬结的病灶刺治消灶及深层次的病灶消灶解结。（4）针刺后，于针孔的表皮，投拔空缺拔缺治疗。

4. 经筋疗法疗效。一般第一次施治，病人立刻感到施治直达病所，显示出颈部高度轻松舒适感；施治 3—5 次，病者即获得颈区轻松舒适，头晕头胀极大地减轻；施治 8—10 次后病愈。

五、轴心失均衡性晕眩型病症

1. 病人一般情况及病史。患者农某，男性，20 岁，广西凭祥市上石乡高志村农民，病史 2 个月。自诉于 6 月夏天某日，做完农活后身上大汗，即于附近山塘水库下水游泳。当时觉得不是凉爽，而是全身皮毛竖起收缩，有受凉的感觉。回家后，穿上厚衣，仍然是身上不温暖。走动时头脑旋转，轴心不稳，能免强行走，但身体歪歪斜斜，无明显恶心欲呕之感觉，食欲尚可，向医生诉说：“今身尚有力，但明显的感觉是，头部不自主地在晃动。”

2. 经筋查灶检查。神志清醒，自由步态，语言合理，无烧，血压脉博一般，眼神稍倦。查灶见颈部僵紧，头部两侧颞肌明湿硬结，形成“筋结”性病灶体。从颞区向两眼眉末梢，查见两条线性样“筋结”病灶体，触压疼痛显著。诊为着凉性颞筋“筋结”，导致头脑轴心失衡性眩晕症。因不伴发植物神经紊乱，未导致乙酰胆碱分泌增多，故无恶心欲呕的病状出现。

3. 经筋疗法施治方法及疗效。（1）针对本病例的受寒起病经历，在全身理筋舒筋活络基础上，用打碎的生姜汁及姜渣，烫敷背部及头部令寒气消散，恢复背部阳气；（2）用“固灶行针”法对颞区，特别是针对颞浅筋的“筋结”病灶线，进行消灶解结施治；（3）每天施治一次，连续治疗七天，病症解除。愈后患者步行如常人，头晕之症，完全解除。追踪 2 年，未见复发。

4. 按语。寒性收缩，是本病例的起因，筋结导致大脑轴心平衡失调，是本病例的主要临证表现。故经筋医术采用驱寒温阳的治病方法，在驱寒温阳的基础上，针对病者的颞筋收缩形成“筋结”予消灶解结的方法施治，获得根治性效果。(注：本病种同临床常见的美尼尔氏眩晕症的病因病理机制不同)。

六、颈源性偏头痛型病症

1. 病人一般情况及病史。曾某某，男性，56 岁，患左侧颞区偏头痛 12 年，病情反复，多于春初秋末及饮酒、劳累等时发作。此次发作，历时 40 多天，针药疗效甚微。曾进行 CT 颅脑及颈椎摄片及五官科检查，排除占位性病变，仅发现颈 5—7 椎体有轻度骨质增生。

2. 经筋查灶检查。左侧颞部及面部，皮色潮红，颞浅静脉怒张，颈部胸锁乳肌、头颊肌及颈颊肌呈结块样硬结病灶体反应，伴存五个“灶中灶”的筋结病灶点。头部颞区的颞前肌、颞后肌及颞总筋膜，呈结块样筋结反应，左耳上肌及前肌，呈索样硬结。因此诊断为颈源性颞区肌筋性偏头痛。

3. 经筋医术施治方法。（1）整体理筋疏通经脉，达到整体舒筋活络作用，提高机体抗病能力，减轻局部疼痛；（2）进行理筋健脑操作治治疗重点是颈筋区、颞筋区及头部；（3）针对头颈部肌筋病灶“筋结”点，施行“固灶行针”的经筋针刺治疗；（4）于针刺后的皮表，施行拔罐治疗，并提醒病人防止受凉及避免过度劳累。

4. 治疗效果。用综合疗法首次施治后，病人的头部颞区浅静脉的怒张病症即时消失，皮肤潮红变为正常皮色，病者感到疼痛减轻一半。每天施治一次，连续治 7 次，顽疾消除。追踪观察三年，未见复发。

5. 按语。头部颞区属于中医的少阳经分布于面部区域，除了颞区的肌筋之外，颈部的神经、血管，同时分布于头部及颞部，头与颈部的“筋结”形成，势必成为颈与颞的联病表现，由于颞区的肌筋僵紧，产生压迫反应，其中以肌性压迫神经、血管的病症最为突出，成为顽固性偏头痛。药物治疗不能消除肌筋性的“筋结”对神经血管的压迫，故即使暂时止痛亦无法根治。经筋医术能够消除肌筋的痉缩压迫，故具有根治疗效。

七、头颈肩背型的疲劳综合征病症

（一）病例一

1. 病人一般情况及病史。患者李某，女性，50 岁。自诉头部、颈部、肩部及左外肩背部酸麻痹痛，历时 2 年半。自己雇佣了一位女性按摩师专门为其按摩服务，但头部及肩颈的病魔始终不离身，曾到多家大医院诊疗，皆诊断为慢性疲劳综合征（或称为亚健康）。的确在工作劳累、任务繁重时，十分疲劳，但针药及几乎所有的医疗方法都使用过，都无济于事。2006 年秋，打听到中国中医研究院开办经筋疗法学习班，李某让自己的按摩师前往参加学习。学习结束后，按摩师带李某前来请黄教授诊治。

2. 经筋查灶检查。外观李某确有一定疲劳征的表现，精神不振，但一般情况尚可。查见头正前额入发际 6—7 公分处，头皮呈块样的硬结阳性病灶，其中存在 5—6 个颗粒样的灶中灶，触压异常敏感，眉部的眶上神经及滑车上神经存在皮下筋膜性结节；颈部的肩胛提肌 A 附着点、肩胛提肌的颈外侧肌腱，呈索样病灶反应，肩胛内上角，有一颗状如花生米的“筋结”病灶，左侧岗下肌及大园肌的 A 附着点，呈阳性病灶反应，其中有多个大小如玉米样的灶中灶。经筋科诊断为头、颈、肩、背肌撮慢性积累性劳伤所致的慢性疲劳综合征。

3. 经筋疗法治疗方法。（1）用全身整体理筋调节，以增强患者的抗病能力，调动病人的抗病能潜力；（2）重点对头部、髂部、眼部眶膈区、颈部筋区及左侧岗下区，用适当理筋调治的方法；（3）

对头部、髂区、颈区及岗下区的肌筋附着点、灶中灶的病灶点，采用“固灶行针”的经筋针刺治疗；（4）在针刺后的皮表针孔，作拔罐治疗；（5）经治12次，该疾病完全解除。追踪2年，未见复发。

4. 按语。人体的头、颈、肩、背和颈是重要枢纽，本病例由于“筋结”病分布于头皮、额部、颈部及肩部与岗下为重点区域，故治疗需要有针对病灶的施治方法，才可见效，其自己顾用的按摩师，由于缺乏经筋查灶及消灶知识及医疗手段，只能用传统的按摩方法医疗手段，无法治愈筋性所致的顽症痼疾。通过本医案可证明，经筋医疗是“从筋治愈”人体疑难病症的独特医疗手段。

（二）病例二

郑女士，38岁，某银行职员。一年前生小孩后患右侧偏头痛，右臂酸痛，夜不能眠。医院检查颈5、6、7颈椎增生，诊断为颈椎病致因。针灸用药后时好时差，2007年7月症状加重针药无效。通过经筋查灶可知患者头顶百汇区、头围线皮下筋膜增厚，触痛明显；头左侧颞筋膜粗厚，紧张度高；颈两侧肌筋偏紧，右侧尤显僵紧；右肩岗下肌、大小圆肌交汇点筋结若黄豆般粗硬，按压疼痛传至肘腕。询知患者可知，她带幼儿期间常以右手托抱和右卧伴睡喂奶，近年底加班劳累后头痛加剧。诊断为筋性紧张性头痛，头颈肩综合症。经筋疗法用撑功手对颅顶、颞肌作切按揉切拨理筋，反复施治10分钟，对颈侧头夹肌颈夹肌、斜角肌、肩胛提肌、岗上下肌和三角肌作提捏捋拨、反拨罐浆等手法进行理筋；对颅顶、颞肌病灶以5分毫针轻轻点刺，对颈肩臂较粗大病灶以25—50毫针作深浅分刺点刺，后辅予头面作闪罐走罐，颈肩背腰作拔罐治疗。头次施治后即头痛减轻，安稳入睡。经三、四次治疗后手臂疼痛消失，坚持施治一个疗程获痊愈。

按语。此病例说明所谓颈椎病，其实主要是颈、肩、臂长期负荷疲劳引起的肌筋劳的结果，如果单纯传统以颈椎病进行治疗是治不好的，起码是不彻底的，经筋医疗以整体调理重点针刺解结消灶施治，才能治愈。

八、斜颈症

人体颈部歪斜，称斜颈症，常见因为骨性组织、筋性组织、神经组织病变引起。经筋医疗治愈多位颈部歪斜、腰部歪斜及腿部歪斜的疑难病例，堪称传统医学上的奇迹。现作回顾性医案加以陈述一例。

1. 病人一般情况及病史。患者黄某，男性，12 岁，广东省茂名市人。出生时滞产，导致出生后颈向右歪，右髋抬高，右下肢偏歪，站立住不正的畸形体态。在儿童群体中，个性孤独，影响学习成绩，上进心不强，家庭父母，心情焦急，但多方医治，病情如故，向经筋科求医。

2. 经筋科检查。神清、发育中等、语言尚清楚，对答合理，表现自然，视力尚好，眼球转动自如，五宫端正；颈向右侧中度偏歪，胸锁乳突肌中上段硬结，脊柱腰段，微向后凸，右侧髋部，轻度抬高，髋肌中度压痛，腰大肌检查，轻度阳性反应，右侧腰方肌，存存散性的阳性筋结，抬腿试验阳性；右小腿内侧肌群，有索样的“筋结”病灶，腓骨长短肌及肌腱，呈中度阳性病灶反应。临床诊断，滞伤筋性颈及躯体多发性畸形。

3. 经筋疗法施治方法。（1）针对患儿的畸形体征，重点颈部胸锁乳实肌的起始及终止 A—B 点；腰部的腰方肌，髋部的髂肌、下肢小腿的腘绳肌及腓骨长肌与腓骨短肌的肌腹及肌腱，同为重要治疗目标，每次对一个局部病灶的施治，以理筋舒筋活络以及反搏灌浆为主要施治手段；（2）对上述的“筋结”病灶，实施“固灶行针”针刺，重点对肌筋的 A、B 点及肌筋膜，进行浅深结合的针刺消灶解结治疗；（3）针对患儿病情的广泛性，给予中草药及壮药外用理筋增效剂的泡洗、外擦及热烫施治，坚持不懈，家庭及医生共同配合；（4）适当投予舒筋活络的口服药物内服；（5）疗效观察及治疗结果：经过连续治疗 2 个月，患儿全身肌筋，显著松解，歪斜的颈部及髋部的抬高，逐渐获得纠正，下肢畸态，纠正十分满意，治疗前后体态的对照比较，令人满意（详见经筋著作附上的照片）。

4. 按语。弱智躯体及肢体畸形，虽然纠正的工作量较大，但明确了其治疗机理，仍然取得显著的治疗效果。经筋疗法已经对国内外一批弱智儿童畸态，取得满意的医疗效果。其中包括脑萎缩，吞咽困难及肢体功能障碍等，均获得突破性的医疗效果（详见著作介绍）。

此病例属跨节段病灶并发症，属畸形体态。跨节段跨区域出现病灶或广泛性的肌筋劳伤也很常见，有些甚至在医疗上被称为顽固性的难治病，如疲劳综合症、神经衰弱、亚健康等。这些病例在以下分别择举。

九、前斜角肌综合征

1. 前斜角肌病因病机概述。前斜角肌综合征是近年医学界提出的新病名。斜角肌的三条肌肉，即前角肌、中斜角肌及后斜角肌的A点都附着于颈椎横突，B点分别附着于胸部第一肋和第二肋的肋骨。从此特殊结构来看待这一病症的发生，是有科学性的依据的。简单地说，人体斜角肌组是联结颈椎与胸廓的肌肉，既具有稳定颈与胸的特殊功能，又具有增强胸腔呼吸量的特殊作用。但由于前斜解肌与中斜角肌之间的下段空隙，存在人体臂丛神经，一旦斜角肌发生劳伤，形成肌筋保护性的“筋之聚结”反应之时，臂丛神经穿越经过前中斜角肌的间隙，就会发生肌筋收缩性的变窄。这时，不仅人体出现斜角肌劳伤病症的症状，还同时会出现臂丛神经受到“卡压”的征象。本病症多发生于颈及及上肢活动度较大的劳动者。但由于中西医学由于缺少人体的组织器件自身结构致伤及体组织渗融性结构关系病症致伤的科学研究，医学界上，虽然见到本病症的有关文章及有关书藉，提到前斜角肌综合征病症的病名，但对该病的发生原因及机制，都缺乏认识。经筋疗法在临床医疗实践中，探索到本病症的医疗实质，乃是由于斜角肌的劳伤所致。

2. 病人一般情况及病史。患者陈某，男性，46岁，广东省茂名市人，平时务农，兼从事“耍把戏”表演，经常到附近乡镇，进行“耍把戏”表演，表演的体力负荷很大。陈某从事这种技巧表演五年多，虽然相当健壮，但从第四年开始，自觉颈部及胸廓，特别是右上胸出现闷胀，酸锐性疼痛，伴有右上肢肢麻木感觉。多方医治，疗效甚微，向经筋科求医。

3. 经筋科查灶。右颈稍肿，颈侧 2—6 横棘突，触及斜角肌的 A 附着点，存在明显的阳性“筋结”病灶；中斜角肌及前斜角肌，可触及索样性的筋结，并呈疼痛反应；右侧胸骨上段与右第一肋交界处，触查出斜角肌 B 附着点的阳性“筋结”病灶；右上胸第二肋粗隆，明显肿胀，皮色带暗紫，淤血明显，右上肢上臂中上段，靠近桡神经沟的沟边，呈人字形的阳性“筋结”病灶。经筋科诊断为前斜角肌综合征。

4. 经筋疗法施治方法。（1）采用徒手理筋配合“经筋增效剂”全身调理，以消除患者其他伤筋部位对整体功能的影响。（2）用“固灶行针”的经筋针刺治疗方法，重点对颈侧横棘突斜解肌 A 附着点的病灶、斜角肌肌筋膜的结灶及斜角肌附着于胸廓 B 点的病灶的三个部位，分次分别给予消灶解结的施治。刺治患者右上胸第二肋骨中段时，在局部“筋结”病灶上，溢出浆液性的黄色及带淤血性的暗紫色。经治首次，患者即感到经筋疗法具有的特色：①对病情的损伤部位，论据诊断明确；②对病灶施治，定位准确，施治量适宜；③结合患者病情，投予中壮药口服制剂，内外兼治；④教导患者进行经筋加压练功方法，以进行逐步锻炼，达到增强体质及加速病愈进程。

5. 疗效观察结果。在病人积极配合下，经治五次，患者病情明显减轻，继续治疗 1—2 个疗程，病痛痊愈，追踪一年，未见复发。

6. 按语。斜角肌肌群，是人体与颈椎结构关系密切的组织结构体。经筋疗法在诊治颈椎病过程，强调对颈椎部的骨性组织结构病变治疗的同时，更将视角线放在筋性组织与神经组织关系的病变的关系上面。因为筋性组织，分布广泛，所接受末销神经支配的范围较广，而且“筋结”病灶的发生，其所卡压神经末销的状态很普遍，目前医疗仪器未具备有效的区别、鉴别能力，故运用经筋医疗的经筋查灶方法，乃是弥补这一医疗欠缺的最有效医疗手段，故经筋筋查灶方法，值得加以推广。

十、肩胛提肌劳伤病症

1. 肩胛提肌结构特点与功能特点概述。肩胛提肌是肩胛骨的一块重要肌肉，它的上段A附着点是两侧颈椎横突2—4节段的后外侧，其B附着点于两片肩胛骨的内上角。功能主要是负责肩胛骨向上、下、内、外的固定及提供动力活动的作用；与菱角肌及后上锯肌三者构成人人体上段颈区域的固定与活动力的主要支撑组织。肩胛提肌发生劳伤甚为常见：肩胛提肌发生慢性积累性劳伤之后，其表现的阳性体征特点是：（1）附着于颈椎横实的A附着点，存在A点（2—4）的可查病灶；（2）肩胛提肌附着于肩胛内上角的劳伤B病灶点、（但不易查明，因为内上角是开叉形状）；（3）肩胛提肌自上而下降与胸部第一肋骨的交会点；（4）肩胛提肌在颈部后侧的肌腱劳伤成索样病灶（与横棘突紧贴时不易认辩）；（5）肩胛提肌于上背胸汇合菱形肌及后上锯肌，三者形成一般“斜筋”，这股斜筋，既有肌筋性的中浅层病灶，又有菱形肌及后上锯肌附着于颈2—4的肌筋附着点。这些复合性病灶，查灶比较困难，而且，是造成颈部僵紧及绷紧的症状好发点。故查灶检查时，要注重颈6、7及胸1—6椎的肌筋附点；（6）肩胛提肌劳损的阳性“筋结”病灶，易于查明，但它的症状表现，多呈隐蔽状态，不轻易表露，以至在医者，令病人自行作复核病症是否彻底消除时，肩胛提肌劳损的症状，才显露出来，特别是肩胛提肌附着于肩胛内上角的病症症状，多于病人进行自我复查时才显露出来。故经筋疗法，建立了“复查补遗”的诊治原则。现择举医案一则。

2. 病人一般情况及病史。李某，男性，56 岁。自觉颈部僵紧已有 18 个年头。作过 X 光及 CT 检查，可排除颅脑占位性病变及颈椎骨质增生。曾做过针灸、按摩、理疗、离子导入等方法治疗，但病情没有好转，仍反复发作。此次因受凉后病情加剧，头仅可轻轻前屈，不可向后仰首，向左右转侧时，高度受到限制，免强用力转动时，颈部疼痛，自觉病症的障碍在后颈根部。此次病情发作，已历时 46 天，针药未效，向经筋求医。

3. 经筋科检查。患者体质壮实，神情一般，对答合理，表情痛苦，仰首不能完成动作。通过经筋查灶发现见颈部后侧，呈“倒以 M 型”的病灶线及病灶点分布，即“倒 M 型”两边的肩胛提肌，呈点、线样及沿线肌腱肌腹的僵紧状态，“倒 M 型”中间的人字形，以颈 2 至胸 4 椎体两旁，存在 4 颗粒样的“筋结”病灶，上背胸的斜筋，呈紧结状态。

4. 经筋疗法施治方法。（1）全身理筋调理，以解除患者因受凉导致的阳气虚弱。经调理后，患者阳气回复，全身温暖，精神振作。（2）针对患者“倒 M 型”病灶，对双侧肩胛提肌上段的 A 附点及肩胛内上角的 B 附着点，以及自颈 2 到胸 4 的椎体两旁肌筋附着点，实施灶中灶的“固灶行针”治疗。（3）针对患者仰首闲难的颈斜筋的肌筋膜病灶，采用以刺治筋膜的紧结病灶，作为松解肌筋恢复活动的手段。（4）首次经治后，患者即能自行仰首，同时颈部向右转动，亦轻松很多。（5）全程经治一个疗程（10次），顽症解除。追踪一年，未见复发。

5. 按语。肩胛提肌及菱形肌，都同属于肩胛背神经的支配，上后锯肌的支配神在T1—4。故该两组肌筋病症的施治，要顾及颈胸部的神经支配来源加以着手施治，方可即时收效。本病例的施治，除了对颈部的肌筋支配神经，进行消灶解结之外，同时对背胸的1—4胸椎的肋骨小头病灶，亦加以调治，故疗效快速，且有根治性疗效。

十一、岗上肌综合征病症

1. 病人一般情况及病史。患者黄某某，男性，42岁。14年前于部队服役期间，已觉肩上部、右颈部及右上臂，经常困倦、酸胀与轻度乏力感。转业后，每当劳累，气候骤变时，病情加重。曾施行过针灸，电疗、按摩等治疗，疗效甚微。1995年12月向经筋科求医。

2. 经筋科检查。右上肢外展达120度时，肩部疼痛加重，岗上窝触及结索样“筋结”病灶一块，肩部浅层皮下组织，查到一颗玉米样大小的“筋结”病灶，属于肩前皮下筋膜炎性病灶，右颈椎第5—6横突附着的筋性组织，可触及2个反应明显的“筋结”病灶，岗上肌远端的附着A点的肌筋组，未查见阳性病灶反应；右肩三角肌的肌筋膜，未见阳性病灶反应。经筋科诊断：轻型岗上肌综合征。

3. 经筋疗法施治方法。（1）整体理疗，提高素质；（2）对岗上筋区的结索病灶及皮下筋膜炎病灶，加以针刺疗法施治；（3）对右颈 5—6 横棘突的筋结阳性病灶，加以经筋针刺消灶治疗，每周施治 2 次。

4. 疗效观察。经治三次后，病情缓解，连续施治一个疗程，病状痊愈：追踪一年，未见复发。

5. 按语。本医案属于轻型岗上肌综合征，主要依据是：（1）颈椎横突筋结“病灶”仅初步形成，未成为强烈牵张性强阳性反应病灶；（2）岗上肌远端 B 附着点，未形成伤筋性阳性反应病灶；（3）症状仍属轻型病例。

十二、肩押上神经卡压综合征病症

肩胛上神经，是颈丛神经 5—6 椎间孔向外走出的一支神经的分支，经斜方肌、肩胛舌骨肌的深侧，至肩胛切迹时，于肩胛横韧带下侧，到达岗上窝，绕过肩胛切迹，下达岗下窝，其沿途分出分支，支配岗上肌、岗下肌、肩锁关节及肩关节。由于颈部及上肢的活动度很大，故颈、肩及上肢的单纯性或复合性的组织劳伤，都能引发肩胛上神经受卡压的病症，所以在理论上，一般都认为肩胛横韧带劳伤的卡压是主要原因。但从经筋理论及实践结果说明，从肩胛上神经发出的肩部、沿途发出分支支配的肌筋，以及途经的生态环境改变，都应成为肩胛上神经受到受压的生理、病理性重要环节。按这一理论，经筋医疗临床用于实践，收到显著的医疗效果。

1. 病人一般情况病史。患者尚某某，男性，62 岁，患右上肢及肩、颈、背剧烈疼痛伴右上肢麻木，病史两年余。已出现右肩岗上肌、岗下肌及上肢肌肉萎缩。发病后多方求医，但疗效甚微，病情发作时，夜不能入睡，右上肢不能抬举，生活需要家属照顾。1995年12月向经筋科求医。经筋科查灶检查：见患者右颈侧颈椎横突5—6的横棘突肌筋，呈现颗粒性“筋结”阳性病灶反应；右侧斜方肌、岗上肌及岗下肌乃至右肩部肌筋，形成松弛萎缩状态。患者抬举右上肢，明显乏力，但旦有握力。经筋科诊断：“右侧肩胛上神经卡压症”，伴右侧肌肉萎缩。

2. 经筋疗法施治方法。（1）针对患者病状，首先是以解除肩胛上神经蒙受卡压的现实，列为主要对因治疗。故以右颈部的横棘突、肩部的斜方肌、岗上肌、岗下肌及右肩关节，作为治疗的重点，同时对右肩胛岗的肩胛横韧带，实施消灶解结治疗；（2）针对患者肌肉已经萎缩，经筋医术，在运用徒手理筋方面，重点运用壮医的反博灌浆的特殊医技医术，使已经萎缩的肌肉，获得祛於活血、行气止痛，再予舒筋活络的制剂，交由家属在家每天施行治疗；（3）教导病人逐渐进行经筋加压练功方法，以增强体质及提高肢体抗病能力。

3. 疗效观察与治疗效果。在患者及家属积极认真地配合治疗情况下，患者的顽固病症，获得迅速康复，经治五次后，疼痛终止，右上肢自主活动能力明显增强，萎缩的肌肉，逐步获得提高肌力；经治2个疗程，顽症痊愈（详见著作照片）。

4. 按语。神经遭受肌筋痉缩的卡压，是临床常见的病症，这种病症，在目前的社会人群当中，甚为普遍。但在理论及医疗行为上，真正了解“从筋治愈”人体难治病的医务者，只有经筋学科的医生。因此，将经筋学科创造“从筋治愈”人体难治病的理论及医技医术，加以总结，实推广普及，乃是我国医学界的一项重任。

第五节 人体下半身常见疾病实施经筋疗法阐解

人体腰、臀、腿作为下半身节段区域结构，支配该区域腰丛神经从胸十一、十二肋和腰椎发出经臀、骶延伸至下肢，常见的腰、臀、腿疼痛主要的致因是腰肌劳伤，臀、腿肌筋挛缩结灶压迫腰丛神经、骶丛神经、坐骨神经、正中神经、腓神经所引起。目前医疗上诊断为腰椎病，认为是骨质增生以及椎间盘突出、彭出、脱出，压迫神经所致，但却忽略了筋性的致因，所以在临床上的治疗效果不明显，甚至无效。经筋疗法实践说明，常见的腰腿疼痛，经筋病变是主要致因，当针、药或手术治疗的治疗效果不佳时，经筋疗法就显示出独特的功效。下肢远端的疼痛，也常常从腰、臀部查到根源性病灶。因此，经筋疗法对以上疾患治疗，都是在小腿、大腿、臀部、腰部等部位进行彻查治疗，这才是正确的医疗行为。

腰部、臀部和下肢的肌筋病变，会导致下半身诸多疾患，腰腿疼痛、脊柱弯曲、趾指足面麻痹、膝关节疼痛、腓骨神经麻痹，坐骨神经麻痹，以及临床诊断为腰椎病的各种疾患等等。经筋医疗认定经筋病变是上述疾病的主要致因，将消除经筋病灶作为施治手段，对因治病取得了明显效果。

一、腰椎间盘突出症病例

（一）病例一

1. 朱某，男，62 岁，患腰腿痛，病史 12 年，曾于北邮电医院、北京协和医院等就诊，诊断为腰椎间盘突出症。腰腿疼痛，延续多年，痛情不减。1998 年 10 月，于中山公园接受经筋专科义诊检查后，患者觉得经筋疗法医术，颇具特色，于是夫妇两人，便到北京藏医院于崇文门开设的经筋医疗保健中心就诊。

2. 经筋科用查灶方法检查，查见左腰部的腰大肌，呈现着劳损性“筋结”的阳性病灶体征反应，伴左臀部梨状肌，亦呈现“筋结”的阳性病征反应，确认本病例，主要是由于腰大肌及梨状肌劳损形成的“筋结”压迫坐骨神经及骶神经所致。病因确诊后，经筋科采用经筋医术的理筋调理和针刺消灶解结综合方法医治。经连续施治 12 次，病症获得治愈。患者可以正常出差到各省市，从事邮电行业的检查指导工作。经筋科对本病例，追踪 10 年，未见复发。

3. 按语。腰椎间盘突出或脱出，是 1934 年美国 Maxts 提出的一个疾病病名，到现在已有半个多世纪。人们都把腰腿疾病病症，视为腰椎间盘突出症来作为诊断断的依据。实际上，腰椎间盘突出即使是有这种病症的存在，那也是占腰腿疼痛病例的少数。这是因为：腰椎间盘只是腰椎体复合结构体中的一种组织成份。其他还有骨与筋的组成成份。按照《经筋学说》提出经筋“联缠百骸”的定论，在 A 骨与 B 骨之间的连结，是由筋性组织起联结的主导作用的筋性组织，处于腰椎关节活动的主导地位，骨性组织的本身，不能自行移位活动，故腰椎体位置变异，应当是肌筋性组织联缠及收引不均所造成的结局。因此，那种只看到骨的位置变异，而忽视筋的作用的观点，严格地说并不科学。肌筋性组织肩负腰椎体的生理性固定及机体动态活动平衡任务，故筋性组织劳伤或致伤在所难免。腰腿疼痛的多数病例（80% 以上）是由筋性组织劳伤引起，不应都把它归入椎间盘突来论处。30 多年来，经筋医疗运用查灶、消灶、解结方法治疗经医院诊断为椎间盘突出的病例有 100 多例。事实说明，经筋疗法是治愈本病症的突出医疗方法。

（二）病例二

梁某，女性，63 岁，患左侧腰腿痛，病史 6 年，无外伤史，曾在广西医科大学附院就诊多次，医院诊断为腰椎间盘突出，建议进行手术治疗，但患者害怕手术，导致病情迟延腰腿疼痛严重时，只能作封闭疗法治疗，稍有缓解，但未能根治。2005 年冬转向经筋医疗求治。经筋查灶检查，见腰大肌、腰方肌、腰下段的竖脊肌，存在阳性“筋结”病灶；臀部梨状肌，阳性结灶明显，同时左臀部坐骨神经延线，尚存在 7 个颗粒性“筋结”病灶，左臀及左下肢肌筋中度萎缩；用经筋疗法的综合消灶解结方法治疗，施治当晚患者即可获得平静入睡，连续治疗九次，顽症解除。追踪 3 年，未复发。

按语。本病例的腰大肌，已经发生轻度萎缩，其卡压腰丛神经，已经存在，其特点是，沿着坐骨神经通路，增多了小型的“筋结”病灶。诊治这种病例时，应加以注意。

（三）病例三

潘某，男，42 岁，无外伤病史，但有劳伤病史，左腰反复疼痛 8 年，曾于怀柔医院、北京协和医院检查，诊为腰椎间盘突出。未作手术治疗。此次腰痛发作疼痛剧烈，已持续 45 天，前来经筋医疗求治。经筋查灶，见左侧腰大肌，呈硬结块样“筋结”病灶；左臀部梨状肌，左骶部股方肌，左小腿腓骨长肌及腓骨短肌，呈筋结阳性病灶反应。采用经筋理筋及固灶行针的综合疗法施治。经治五次，腰痛锐减，继续施治 8 次，病痛解除。追踪 2 年，未见复发。

按语。本医案以治疗腰大肌劳伤为重点。因为腰大肌劳伤，直接卡压腰丛神经，成为腰腿痛发生的根源性致因。臀腿的疼痛，是继发的病变。

（四）病例四

患者农某某，女性，64 岁，患腰腿痛 8 年，步行困难，站位坐位不能持久，已丧失从事家务的能力。2003 年，经 X 光检查，发现腰 4—5 椎体变形，诊为腰椎间盘突出症，用医疗器械进行腰椎牵引治疗。经牵引治疗两次，病情加重，不能自己步行，上厕所时，依赖家人搀扶。经筋检查发现腰椎 3—4 后棘突筋性组织增厚，呈颗粒性筋结；左右侧竖脊肌，呈块样病灶；两侧腰大肌及腰方肌，形成筋结，触压疼痛显著；臀部梨状肌及臀中肌，亦呈阳性“筋结”病灶反应。下肢无明显病症症状。经筋医疗针对患者的阳性“筋结”病灶，首先进行全身性整体调理；之后针对腰臀部的阳性病灶，采用“固灶行针”方法施治，针对腰椎 3—4 后棘突的颗粒型病灶用微针点刺施治；重点赢对腰大肌及腰方肌，进行消灶解结的方法治疗，并在针刺施治后的表皮针孔，施行拔罐治疗；经治三次，病情明显缓解，经治 6 次，能做家务工作，施治 10 次，病痛解除。

按语。本病症的特点是深浅两层肌筋，均形成劳伤性阳性“筋结”反应，故宜进行深浅两个层次的治疗。对浅层肌筋，采用微型针点刺方法；对深层劳伤肌箭，要使长针刺治，直入直出，以刺达病灶灶中灶的筋结点，疗效突出。

（五）病例五

邓某，女性，40 岁，患腰椎间盘突出，曾于 2004 年施行手术治疗。手术后，病情获得一定程度缓解，但左腰部肿胀、酸痛及下肢乏力，未得到缓解。向经筋科求医。经筋查灶检查，见左侧下腰，有一块术后筋结病灶，长方形，质地结硬，难以推移，左臀梨状肌及臀方肌，亦形成筋结。采用经筋医术的理筋消灶解法及固灶行针的施治方法施治，经治一个疗程，病情解除。

按语。本病例施行过手术治疗，病情有所缓解，但腰大肌的劳伤，并未获得根治性的解决。主要原因是该病腰椎病变与腰肌劳伤病变并存，治疗腰椎有缓解但未能根治，故病情成为迁延型的腰腿痛。向经筋科求治期间，重点解决腰大肌的劳损，故获得治愈。

（六）病例六

黄某某，女，48 岁。十年前出现腰部疼痛，右侧强痛难忍，右下肢外侧麻痛。医院检查腰椎 3—4、4—5 节椎间盘突出，诊断为椎间盘突出压迫神经根所致。采用针灸、牵引、药敷等治疗欠佳，后作手术治疗病情虽有缓解，但不久又复发，多方寻医求治无果，2013 年 7 月转求经筋疗法。通过经筋查灶发现患者腰两侧竖直肌僵直，右腰上三角区胸腰筋膜呈片状病灶触疼强烈；右侧腰 3 横突增粗，侧身触查横跨腰 2—3—4 横突上腰大肌挛缩紧张度高，触按疼痛放射到下肢；臀部梨状肌、臀中肌呈团块病灶偏紧。诊断为腰肌劳伤痉挛结灶压迫腰丛神经，并延伸至臀部坐骨神经，是典型腰 3 横突综合症。经筋疗法以肘臂法对患者腰上三角筋区、侧身腰大肌作深度按压切拨理筋，对臀部下肢肌筋病以作深浅按揉理筋，以 45—70 毫针对腰 3 横突上下前后深筋作一孔多针点刺治疗，针感强烈处留针 10 分钟；对臀部梨状肌、臀中肌团块病灶作针刺消灶；尔后对腰臀部投拔火罐。施治三次后腰痛减轻，后症状随着逐次治疗减轻消退，施治一个半疗程后腰腿疼痛消失。

此病例说明患者病因并非完全由椎间盘突出导致，采用手术治疗切除椎间盘突出部位并未解除神经的受压状况。经筋医疗认为经筋组织对神经的压迫是主要原因，而经筋疗法针对腰丛神经和骶丛神经、坐骨神经的循经行程与之交叉重合的肌筋进行疏通解结消灶，有效地解除了肌筋对神经的压迫，实现了根治。

（七）病例七

黄某某，男，67 岁。2013 年 11 月右下肢疼痛，后上延臀部腰部疼痛，行走困难。到医院检查照片显示腰 2—3、3—4、4—5 椎间盘突出，经南宁四家医院专家会诊均认定椎间盘突出压迫神经所致，建议手术治疗，儿女不忍心转而求助经筋疗法。问及病史，患者退休后经营自家养殖场，近几年奔波家庭与农场之间，长期劳累导致腰腿经常疼痛，不时到县医院打针吃药，病状时轻时重。2013 年国庆节过后疼痛加剧。通过经筋查灶发现患者椎骶关节韧带突起触痛，两侧腰最长肌、棘肌、髂腰肌僵紧，腰大肌触痛强烈；臀部梨状肌、臀中肌紧结呈团块病灶；下肢外侧阔筋膜张肌、胫前肌、腓骨长短肌和腓肠肌有片状、条索及团块经筋病灶存在，诊断为长期劳累腰肌劳损导致腰臀腿综合症。经筋疗法作全身理筋调理，重点对椎骶关节韧带，腰、臀、腿经筋病作针刺治疗，再对背腰臀部以药敷和拔罐，以疏通经络和增加负压，改善微循环。经五、六次施治后下肢疼痛缓解，能下地走动。继续治疗十次后腰臀疼痛消失，可做轻微劳作；为巩固疗效，坚持施治两个疗程后基痊愈。患者为增强和巩固疗效，每隔一、二星期就到南宁做理筋保健，至今两年多无复发症状，至今仍能在养殖农场劳作。

此病例与上例同因，只是未经手术治疗，而且逾后复查，原椎间盘突出还在，症状消失。说明该患者不是椎间盘突出导致，而是由腰肌劳及臀、腿肌筋伤所致。经筋疗法对因施治，实现了康复。

二、椎管狭窄症病例

俄罗斯拳击教练，男性，50 岁，下肢泛力，走动艰难，两年来只能拄拐迈步移动，无外伤病史，曾在莫斯科多家医院留医治疗，诊为腰椎椎管狭窄症，但多方治疗疗效欠佳。专程来华求医。通过经筋查灶检查，发现右腰上段轻度凸隆，深浅层腰肌形成“筋结”阳性病灶，腹缓筋查灶可见肌质结硬，拄着拐杖走动时，右足掌呈跛步行态势，跟震颤轻度阳性。诊为椎管狭窄，用经筋医术综合疗法手段施治。经治 10 天后，患者丢开拐棍，步态自如，后配合学习练功健体方法。数周后，步态稳健，心态很好（详见第二本经筋著作图片）。

按语。椎管狭窄症是临床医疗常见的病症，但各个医疗学科，都忽视筋性组织病变在诊治本病症的特殊作用。经筋疗法，开创了从筋治愈椎管狭窄的新历史。本医案只择选其中的一例。

三、腰腹腿三角关系失衡综合症病例

腰腹腿三角形失衡反应人体病变的情况概述，该三角失衡，重点反应人体疾病的病变，是三角形的前边线及后边线，即人体的腹侧及腰侧的病症。三角形的前侧边线，外侧有胸廓结构，内侧深部有腰大肌自腰 1 到 4 的实体实物，其向下伸延，有腰大肌与髂肌的会合点及其以下的延长线，直至腰大肌爬上骨盆切迹的冲脉点。这些肌筋的动态活动失衡，都可成为疾病发生的好发部位及致因。例如，腰大肌的劳伤，除了在腰上段查到劳伤形成的筋结病灶体征之外，腰大肌在腹嵴椎的两侧（腰 1—腰 4），亦可检查到其病变的阳性体征，而且，这是人体常见的不明原因性腹痛的致因之一。故此，深究腰腹腿三角关系失衡，成为开辟人体筋性病症的重要方法与重要途径。

四、腰大肌与髂腰肌会合点劳伤性腹痛症病例

陈某，男性，38 岁，患左侧不明原因性下腹腹痛两年余，曾向广西医学院等多家大医院求医，但病情如故。专程前来向经筋科求治。经筋查灶检查，见左侧下腹髂肋肌与腰大肌的交会点，形成一枚大若拇指头样的筋结病灶体。进行腰大肌抬腿试验时，病痛加剧，诊为左侧腰大肌与髂腰肌会合点肌筋劳损症。用经筋医术的腰大肌

及髂肋肌全程消灶解结方法施治，并教导病人，自行按压病灶点，进行大腿屈伸运动，经治两次，顽症解除。

五、腹侧腰大肌劳伤性不明原因腹痛症病例

钟某，男，48 岁，左侧腹慢性疼痛，病史 13 年。多方医治，未见好转。由于顽疾缠身，患者不仅因为长期腹痛反复发作，有时伴发食欲不振，大便艰难等。由于病因诊断不明，患者的思想负荷很重，以至出现面色灰暗，舌质愈红，情绪低沉，失眠多梦，等等。通过经筋查灶检查，发现左侧中下腹的腰大肌，呈慢性、积累性劳伤的阳性筋结体征。给予经筋消灶解结方法施治，首次行治后，患者即感到真正找到了自己的病所，患者觉得全身舒适，食欲及入睡明显转机，精神振奋，症状大有改善。连续治疗三周，病痛解除。

按语。腰大肌劳损性腹痛在临床相当常见，并且它是成为慢性腹痛及慢性胃肠功能紊乱、便秘等的致病因素。故掌握调理腹部腰大肌，乃是普及经筋医技医术重要一环。

六、腰方肌劳伤引起的腰腿疼痛病例

（一）腰方肌的生理结构特点简述

腰方肌，是人体的一块较大肌肉，其下端附着于后髋嵴及骶筋膜，向上附着于腰 2—5 横突的侧面，顶部附着于 11 与 12 肋骨的骨体及根部，在腰的后侧面，形成一个宽块状的屏闭封面。由于腰方肌在腰部的左右侧，连续连结 4 个腰椎横突及两个游离肋骨，当人体活动或进行劳作时，腰部受力，腰方肌所承受的牵拉力及张应力

特别大，故腰方肌发生慢性积累性劳伤，临床上最为常见，是人体腰腿疼痛的常见致因之一。

（二）腰方肌劳伤引起的腰腿疼痛病例

龚某某，男，52岁，因长期劳累，患左侧腰部疼痛，反复发作10年，步行艰难。多方求治，病情依旧，转投经筋疗法。经筋查灶，外观见左侧腰部局部隆凸，但无红肿发热。俯卧位查灶，见左侧腰方肌呈强烈收缩反应，压痛明显；采用掌功手法作扫描式查灶，除发现腰方肌的肌束膜呈现“筋结”病灶反应外，腰方肌附着于腰横突的节段及腰方肌与腰后部的腰最长肌，均呈现连累性的阳性“结”病灶反应。侧位深筋查灶，未见腰大肌反应病灶。临床诊断为左侧腰方肌劳伤病症。采用徒手理筋缓结，固灶行针解结消灶进行治疗。首次治疗，疼痛即有缓解。三次治疗后，症状消失。巩固治疗一个月后痊愈，恢复劳作8年未见反复。

按语。腰方肌劳伤引起的腰腿疼痛病例，占腰腿疼痛病症的6—8成，其病症的特点是：腰部的症状明显，但无合并下肢坐骨神经疼痛表现。如果已经出现坐骨神经疼痛，必存在腰方肌与腰大肌劳伤并存的症状表现，施治时要加以注意。

七、侧腰筋膜劳伤导致腰腿疼痛病例

患者赵某某，男，62岁，农民，患腰腿疼痛6年，病情反复发作，步行艰难，此次发作40天，不能起床，生活不能自理。就诊检查，左右下肢尚能自行伸缩，肢体神经反应阴性，唯独左侧腰部活动时，呈闪电疼痛反应。经筋查灶，发现左侧腰椎4—3及3—2横突之间，可触查到索样的“筋结”病灶体，触感反应异常疼痛。而腰部的深筋尚未发现明显的累及。经筋诊断为左侧腰部筋膜劳伤所致。采用经筋理筋缓结十经筋针刺解结方法施治，施治首次，患者疼痛即有缓解；三次施治，病症解除。追踪10年，未见复发。

按语。侧腰筋膜劳伤，属于腰部肌筋浅层劳伤常见病症。病变部位虽浅，但反应强烈，患者痛苦难耐。施治时，应仔细查明区分深浅两层肌筋劳伤病症是否同时并存，分别予以施治，经筋疗法对类似病症效果是非常明显的。

八、腰上三角肌筋膜劳伤导致腿腿疼痛病例

患者李某某，女性，42岁，患左侧腰部及左腿疼痛历时6年，反复发作，多方求医，终未能根治。常规检查，X光腰片显示，腰椎上段侧弯，呈生理性弯曲，未见增生赘物。经筋查灶检查，见左侧腰连接左侧髂肋肌，呈现轻度隆凸状态，腰部深浅肌筋未见异常；左小腿外侧的腓骨长肌及腓骨短肌，触查病灶呈条索及颗粒状，反应阳性。经筋疗疗诊断为“腰上三角肌筋膜劳伤，累及左小腿少阳经肌筋病变导致的腰腿疼痛病症。采用经筋理筋缓结和经筋针刺解结消灶方法施治，经治5次，病症解除。复查X光照片显示，见到原来腰椎体弯曲的形态，同时获得自动骄正。

按语。腰上三角肌筋结构比较复杂，腰上三角肌筋病变导致的病症有轻有重，经者疼痛难受，重者可导致腰椎体弯曲变形，这是腰上三角的生理结构和病理特征所决定的。

九、腰椎骨质增生导致腰腿疼痛病例

患者甘某，男，50 岁，广西宁明县城中镇居民，患腰腿疼痛两年，时轻时重，发作时疼痛剧烈，夜不能入睡，靠注射杜冷丁镇痛渡日，最近已经自行注射了 77 支杜冷丁仍未缓解，病情依旧。腰部 X 光照片显示，腰部椎体重度骨质增生，诊断为腰椎骨质增生病症。然而多方医治，疗效甚微，转求经筋医疗。经筋查灶发现，腰部深浅两层肌筋呈现重度“筋结”病灶，触痛明显。经筋诊断为腰椎骨质增生伴生腰肌劳伤病症。采用经筋理筋缓结十经筋针刺解结消灶方法施治。经治三次，疼痛明显减轻；连续施治一个疗程（10 次），疼痛症状解除，并能够从事体力劳动。半年后复查，发现原来严重的骨质增生部位，获得自动吸收消散的医疗结局。

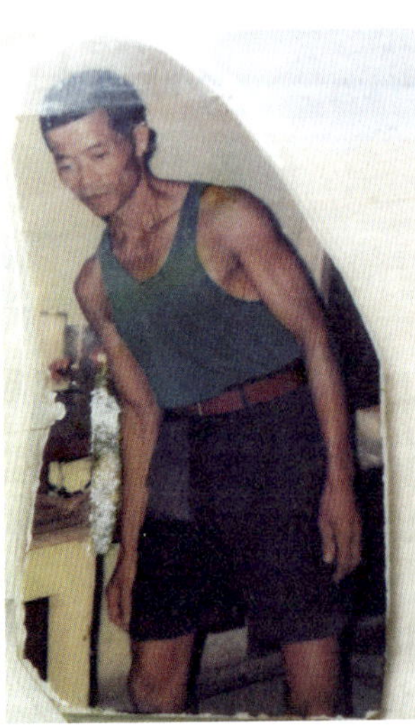

治疗前

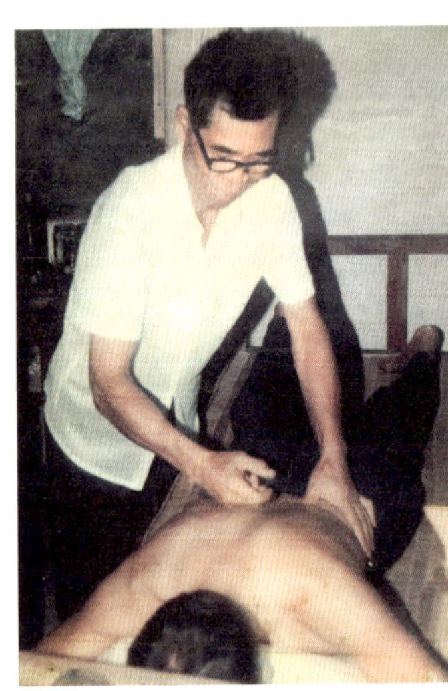

治疗中

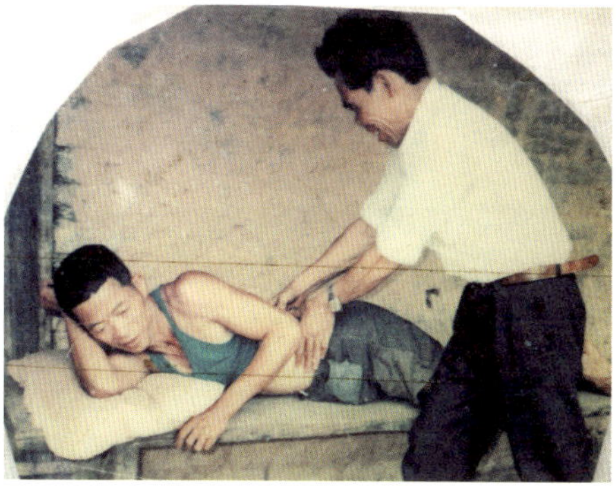

治疗中

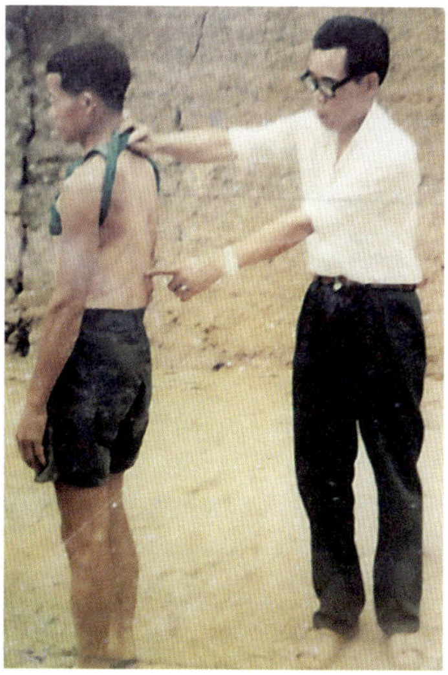

治疗后

按语。经筋疗法治疗腰椎骨质增生病症，经筋针刺能将针尖直刺到增生部位，利于止痛解结，又能激发机体的机能平衡，从而调动机体的抗病潜力，促进增生部位的吸收消散。本病例的 X 光片对照结果说明，经筋医术不仅对腰腿疼痛具有止痛治愈的效果，而且具有促进机体功能平衡以及促进机体对病损部位自动修复的功能作用，也是临床医疗的有力佐证。

十、腰三横突一臀上皮神经综合症病例

患者李某某，男，54 岁，多年从事建筑劳动，患有腰部慢性疼痛多年，无外伤病史，反复发作。此次发作持续十五天，不能举步，由家属抬送前来治疗。经筋查灶发现：左侧腰部肌筋紧张，疼痛明显，不能转换体位；咳嗽时疼痛加剧；左腰第三腰椎横突呈现颗粒

状病灶增粗增厚；左下腰部连接左下胸部，广泛性肌筋触压疼痛；臀部触及索样和团块肌筋病灶；其余检查呈阴性体症反应。经筋诊断为腰三横突一臀上皮神经综合病症，本病例的基本特点是症状体征轻稍微但不易消除。予以理筋手法松解紧结的肌筋，患者即获舒适感，并可侧身活动；再予经筋针刺解结消灶施治，次日便能起床自主活动；经治两次，病情解除。巩固调理两周，病愈出院。

按语。本病例好发于身体腰段较长者。因腰段较长，人体活动或劳作时，腰侧肌筋直接与腰三横突发生接触性磨擦，最容易导致腰侧肌筋劳伤。因主要致因是发生在腰三横突部位，故称为腰三横突综合症。

十一、腰肌劳损伴发股外侧皮神经疼痛病例

患者李某，男，42 岁，患左侧腰腿疼痛，伴随右大腿外侧疼痛 2 年。曾到高州、湛江市及广州市多家医院治疗，效果欠佳，不能安卧，走动艰难，由家人伴同前来茂名市人民医院留医治疗。经筋查灶：发现除腰部肌筋劳伤病症阳性体征以外，突出的体征表现是：左侧髂前上棘内侧点及大腿外侧股外侧皮神经点（即髂前上棘和股骨大粗隆各为一点，取两点连线中点水平向内侧划线 3—3.5cm），查到筋结性“痛性小结”病灶。针对各病灶实施经筋理筋和经筋针刺治疗，首次治疗后，患者当晚即获多年来最能安睡的一晚，并且腰腿疼痛显著减轻；继续治疗 7 次，疼痛完全解除。追踪两年，未见复发。

按语。股外侧皮神经疼痛是腰腿疼痛病例组的一种病例，但由

于该神经分布于股外侧，各种仪器检查很难确诊，需要有临床经验丰富的经筋医疗医生才能查出。本病例说明，经筋医术是独具特点并且经济实用。

十二、腰肌劳损伴发神经传导敏感性膝关节疼痛病例

患者李某，男，12 岁，因患左膝关节剧烈疼痛，先后在广州市儿童医院等三家大医院留医治疗八个月，疑诊为类风湿性膝关节病变，按类风湿病症予以治疗，病情未见缓解，反而加重，患儿不能伸屈，大小便小腿不可触碰。家人焦急万分，转求经筋医疗。经筋医生依据经筋诊疗法则，从患儿腰腿及膝关节逐一细致检查，发现患儿腰部深浅层肌筋形成筋结病灶，累及大腿及膝关节。确诊为腰肌劳损压迫腰神经、坐骨神经及正中神经和腓神经，导致相关神经传导敏感而出现患儿病症。采用经筋理筋针刺等综合疗法施治，经治 2—5 次，病情明显缓解；连续治疗 28 次，患儿终获治愈。

按语。本病例经筋医疗诊为神经敏感性膝关节疼痛病症，临床比较少见，但危害严重，并且临床诊断较为困难。由于临床诊断为关节病变，多认为由关节自身组织结构病变所致，缺少对膝关节是由腰神经所支配的认知，特别是缺乏闭孔神经及隐神经对关节支配的敏感性的认识，故临床上遇到此病例便束手无策。经筋医疗深究上述神经支配关节的原理，能够对因治病，并可治愈，显示经筋疗法治疗疑难病症的突出特点。

十三、腰肌劳损伴发下肢不明原因软瘫病例

1. 患者梁某，男，62 岁，在某时间寒冷天气受寒邪侵袭影响后，出现不明原因两下肢软瘫，历时 2 年，行走困难，多方求医，疗效甚微。由家属用轮椅转送来向经筋医疗求治。经筋查灶发现，患者腰部浅、深两层肌筋形成阳性病灶并存，并向腹股沟内冲脉点延伸，而后又由冲脉点向两下肢延续。常规检查，患者均未检查出神经病理性阳性体症反应，血钾不低，乃属于软瘫病变之列。经筋医疗诊断为腰肌劳损导致下肢软瘫病变，按腰肌劳损经以筋疗法施治。因病情较长，疗效缓慢，治疗一个疗程方初显疗效；连续三个疗程，终获痊愈，追踪 3 年，未见复发。

2. 患者张某，男，45 岁，患不明原因下肢软瘫 40 多天，行动困难，曾到北京几家医院求医诊治，但疗效欠佳，后由家人培伴转来经筋科求治。经筋查灶：查见左右两侧腰部浅、深层肌筋均呈现广泛性的阳性“筋结”病灶体征，并向两侧腹股沟冲脉点处延伸，尔后又由腹股沟冲脉点延伸向下肢阴侧，直至足底。检查下肢神经病理反射，均呈阴性。经筋医疗诊断为腰肌劳损伴发不明原因下肢软瘫症。采用经筋疗法理筋、针刺综合疗法施治，经治一个月，顽疾终获痊愈。追踪一年无复发。

按语。腰肌劳损导致不明原因下肢软瘫病例属临床上少见，以上两病例起因皆由腰肌劳损引发，但后患者起病前缺少下肢受寒的病史。经筋医疗采用理筋、针刺方法治愈本病例属临床上首次发表，在医学上出属首次报导。经筋医疗认为，本病症的主要环节冲脉阻

滞导致下肢神经障碍所致，而导致冲脉阻滞的起因却是腰部肌筋劳损，故经筋疗法针对患者腰部、腹股沟并沿冲脉线采用理筋手法十针刺方法进行施治，效果显著，这是经筋疗法治愈疑难病例之一。

十四、梨状肌劳损引起腰腿疼痛病例

患者陈某，男，64 岁，患右腰腿疼痛 12 年，反复发作，痛苦异常。多方求医，未能根治，转投经筋疗法施治。经筋查灶：见右侧臀部梨状肌呈萎缩性两条索样筋结病灶触压疼痛明显；右大腿外侧的阔筋膜张肌呈牛皮样的增粗增厚，内中形成两条线样的“筋结”病灶；左小腿外侧的腓骨长肌及腓骨短肌有线样病灶，并显轻度萎缩。诊断为梨状肌慢性积累性劳伤性病变。采用经筋理筋、经筋针刺综合疗法施治，针对臀部梨状肌、大腿外侧阔筋膜张肌、腓骨长肌及腓骨短肌的“筋结”病灶先予理筋缓结，令其肌筋舒解后，再以“固灶行针”的经筋针刺法施治，尔后在病灶部位投拔火罐，以增疗效。经治一个疗程治愈，追踪一年未见复发。

按语。梨状肌劳损导致的腰腿疼痛，是临床上常见的多发性病症，常被诊断为腰椎病变（骨质增生、椎间盘突出、彭出等）所致，在常规治疗或手术治疗无果时便束手无策。

经筋医疗认为梨状肌形成的“筋结”病灶压迫坐骨神所致，故针对臀部梨状肌作为重点检查，结合腰部、下肢肌筋都作切查消灶，对以上病例都具有明显疗效。

十五、下肢冲脉线线性深筋膜炎病例

患者柴某，男，62岁，近几年自觉两下肢内侧，从腹股沟冲脉点始，延伸到下肢足底，有阵发性的麻木不适感觉，夜间发作频繁，多年未能安稳入眠。曾在北京家医院求治，各种医疗仪器未能查出病因，多诊断为不明原因病症，也有少专家疑为筋膜炎，因肤色正常，亦不能确诊为脉管病症；各项化学检查，均呈阴性，身体各项指标正常。经筋查灶：腰部肌筋阳性反应不明显，未见腰肌劳伤症状；唯独两腿内侧自腹股沟冲脉点开始，向下两大腿内侧，及小腿内侧深层可触查到线性样筋结阳性病灶，经筋医诊为下肢冲脉线肌筋膜炎症。针对腹股沟及大小腿内侧的肌筋病灶线施予经筋理筋缓结、针刺消灶综合治疗，经治一个疗程，症状大有改观；连续施治4—5个疗程，顽症解除。追踪2年，未见复发。

按语。本病例由于冲脉阻闭，导致冲脉线性筋膜产生炎症引起，阴蔽性较强，故查灶时需从腹股沟查起，沿冲脉线下至大小腿内侧直至大拇趾，一路理筋消灶，方能根治。

十六、腰大肌劳伤伴发腓骨神经麻痹病例

患者陈某，男，62岁，患者诉右侧腓骨神经麻痹7年，多方求医，病情未获解除，专程向经筋医疗求助。经筋查灶：患者右侧腰部深筋、臀部犁状肌及右小腿腓侧肌筋存在自上而下的连续性的“筋结”病灶。按照经筋医疗循经摸结、逐一消灶的施治原则，重点以腰部、臀部及小腿外侧腓骨长肌、腓骨短肌的少阳经段进行触查

病灶，并予以逐一解结消灶。此病例经治七次，顽疾解除。追踪3年，没有复发。

按语。由于腓骨神经是坐骨神经的分支，坐骨神经起自腰丛骶丛，故坐骨、腓骨神经的病变，需要从腓骨、坐骨神经的起始部位查起，即从腰部查起，腰部的病变是臀部和下肢病变的根源。施治时就是从腰部向下沿着臀部、下肢少阳经线逐一进行查灶消灶，如若只着眼于腓骨神经本身的治疗，就是治标而不治本，病情是不能根治的。

十七、腰肌劳损伴发不安腿综合症病例

不安腿综合症，系指小腿后侧肌筋出现酸胀不适、滞重，难以忍受等症状，常被诊断为病因未明的疾患。本病症，经筋医认是属于肌筋劳伤形成“筋之聚结”病灶体，导致局部神经受压而出现的病症。实际上对于不安腿综合症的病人的相关部位，经筋查灶可查出其筋结的阳性体征的客观存在，在对其解结消灶后均可治愈。

患者李某，女，38岁，患下肢两小腿后侧肌群滞重麻木，时有抽筋症状。酸胀难受，病程八年，多处求医未果，98年求助经筋医疗。经筋查灶：患者两小腿后侧的肌筋，包括腓肠肌的肌腱、腓肠肌的内侧股及外侧股、胫后肌、比目魚肌、屈指总肌，以及足根腱等，均呈现多发性的肌筋劳伤阳性病症反应。而且这些筋结的病灶呈现多样性的线性和结索、结点及结束团块状的筋结病灶。针对这些病施予经筋疗法理筋缓结和针刺消灶进行治疗。经治三次，病情明显缓解，连续治疗六次，顽症解除。

按语。不安腿综合症，是临床上常见的肌筋劳伤病症之一。其好发于小腿后侧，由小腿的国绳肌肌群劳伤压迫小腿及整个下肢相应神经所致。由于目前医疗上都缺乏对肌筋痉挛后产生对小腿后侧神经卡压造成神经功能障碍的认识，故临床上缺乏有效的治疗，常被诊断为病因未明的奇难杂症。经筋疗法能对因施治并取得明显疗效，显示出经筋疗法的又一特点。

注：人体经筋病变是各种疾病的重要致因，当经筋病变久积不解，由局部病变发展成广泛性肌筋劳伤时，就会导致临床上多种疑难病症的发生。这些病症目前各种治疗方法尚不能有效确诊和医治，而经筋疗法却能予以治愈。更显示出经筋疗法非药物疗法胜药治的又一突出功效。

第六章

黄敬伟创立的经筋康复保健方法和经筋加压练功法

第一节 黄敬伟经筋康复保健方法

黄敬伟经筋疗法实施的对象是人体的经筋组织，经筋组织是人体最庞大的组织器官，它总括人体的皮肤、肌肉、肌腱、筋膜、韧带、神经、血管、淋巴组织等，是人体的大环境。中医认定，经筋是经络的连属成份，并与经脉结成“筋与脉并为系”的有机联合体。经筋组织在人体中具有联缀百骸、缠连肢节、内固脏腑、着藏经脉、联络髓海、内联五脏六腑、外系维络周身等重要功能和作用。中医提出了“通则不痛，痛则不通”经络理论。经筋组织作为人体大环境，它的功能正常与否，关系到人体各脏器功能是否正常，关系到人体经络通与不通，也就是关乎人体是否健康的大问题。古人早就认识到，舒筋活络是人类健康的保证，也是历代医家和练功习武者作为治疗疾病和强身腱体的重要手段。历史上出现了许多以追求舒筋活络作为健体益寿的各种医疗保健方法。诸法各有千秋，对提高中华各民族人民的体质和抗击自然界不良气候侵袭的能力，都起到一定作用。但由于历史的局限，历代医书上对经筋组织在人体的地位作用鲜有记载，对经筋组织病变造成对人体健康的危害，并导致人体各种疾病发生的机理认识不足，故传统的各种保健方法由于认识上的缺陷，未能针对经筋病变形成的筋结病灶进行有效疏通和调治，诸法虽然有效，但仍有欠缺不足，未能彻底解除经筋疾患，也就做不到真正的舒筋活络。黄敬伟教授在挖掘古代经筋医学理论过程中，结合解剖学、人体力学等现代医学知识，深入研究了经筋组织在人体的结构成分、分布、地位和作用，以及经筋组织病变对人体的危害。从中揭示了经筋组织在外界（不良气候、外力）和自身因素（紧张、劳累）等因素影响下形成“筋之聚结”的病灶体，造成人体经脉阻闭、气滞血瘀，进而导致人体各种疾病的发生。首次在医学上揭示了人体疾病的筋性致因，并在临床实践中揭示了经筋病变的形成过程，指出经筋病灶病就是潜伏于人体的疾患，也揭示了经筋病灶的各种形态体征和分布规律。黄教授在长期下乡巡回医疗过程中，总结了壮族人民同自然界和自身疾病的斗争中创造运用的揉捏、夹脊、割治、括痧等具有实际医疗效果的民间经筋医术，结合多位名医专家的手法，创建出一整套具有鲜明特点，能使人体获得真正舒筋活络、且既有很高舒适感又能有效解除疾患的经筋康复医疗保健方法。

黄敬伟教授在长期临床实践中，深入研究经筋组织在人体结构地位和作用以及经筋组织病变的病机病理，根据中医认定人体肌筋痉缩会导致经脉阻滞进而引发各种疾病，这就是“痛则不通”的病理。而舒筋可以活络，可以促进肌体康复，并在临床实践中黄教授发现通过理筋缓结、解结消灶，能够消除经筋病变形成的病灶体，解除其对周围组织的牵拉卡压现象，从而实现祛病健身的医疗效果，这也就是“通则不痛”的医理。黄教授创建了以经筋理论为指导，以经筋查灶、顺筋摸结为先导，以理筋缓结、筋舒络活为前提，对“筋结”病灶实施解结消灶的经筋康复保健方法。该方法以科学的手势手法，采用顺推、揉拨、切按、交叉摞拨、捋揉相间、反搏罐浆等理筋手法，对人体仰卧、俯卧、侧卧不同体位，用双手透过皮肤去触查感知潜藏于人体内的经筋病灶，并循序渐进地实施理筋缓结解结消灶。这样实施过程既充分疏通沉积于病灶周围的瘀血，使新鲜血液反复补充回流，可儒养肌肤，使由于“筋之聚结”形成的病态肌筋得到充分涵养修复，使痉挛的病态肌筋逆转为筋舒络活的健康常态肌筋，实现“以通为补”，促进机体康复。这样实施的保健，以消除人体的经筋病灶为目的，既治疗疾病促进机体康复，又获得全身心高度舒适感，实现真正的舒筋活络，又体现了中医提倡的整体调机、综合消灶，祛病健身、益寿延年的保健方法，也是人们梦寐以求的最佳保健方法。

第二节　黄敬伟经筋加压练功法

一、上肢加压练功法

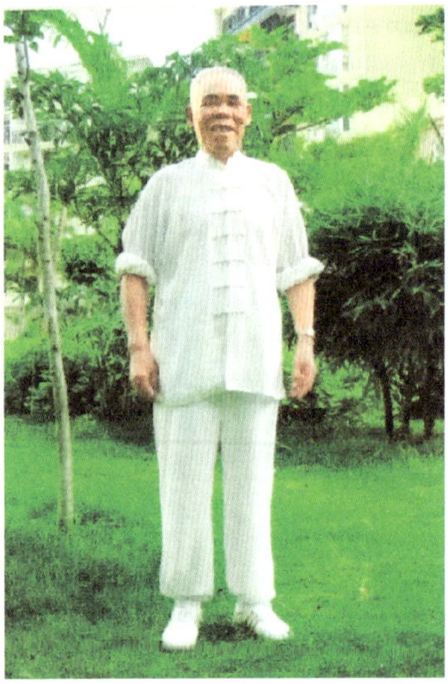

图 1　准备站位

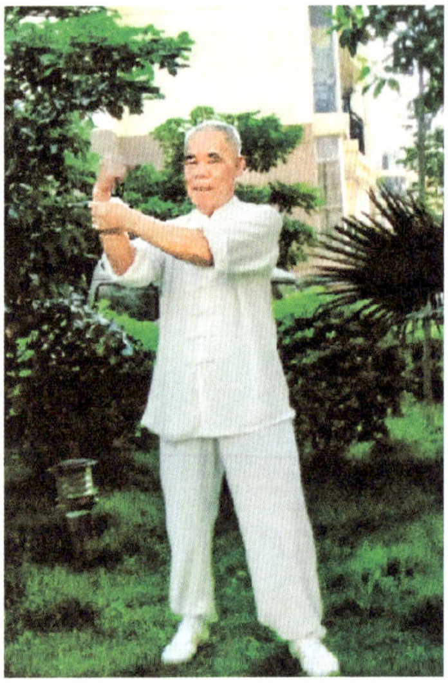

图 2　右手握掌，左手紧握右手腕

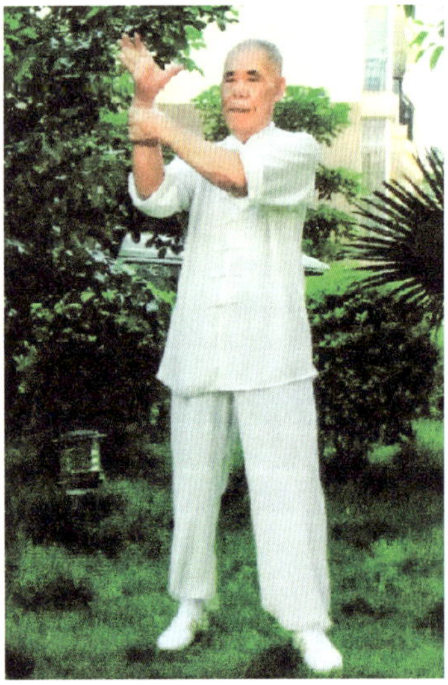

图 3　右手大力伸掌

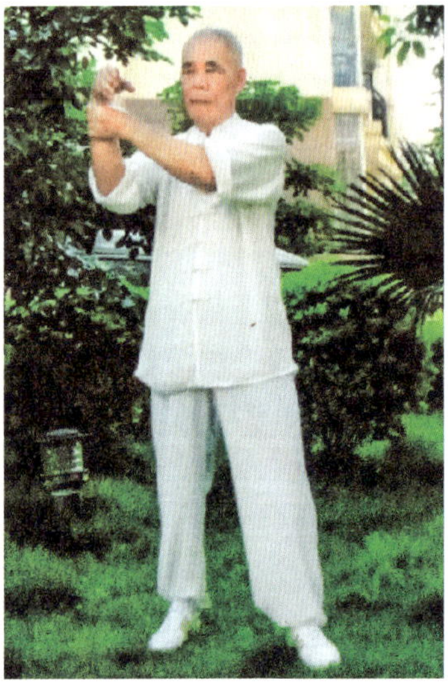

图 4　右手恢复握拳准备向左侧平位伸展

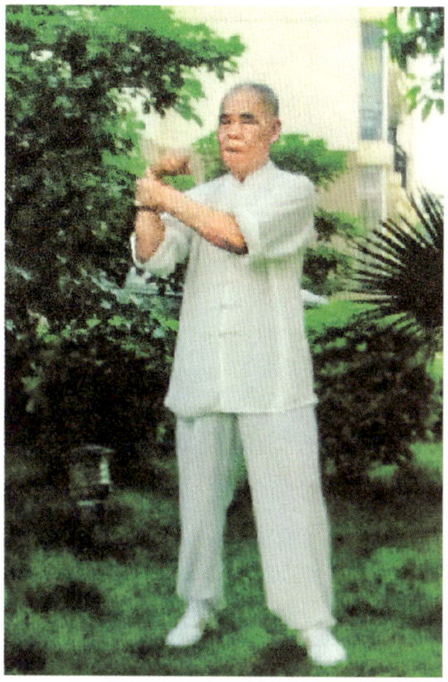

图 5　右手握拳屈曲用力

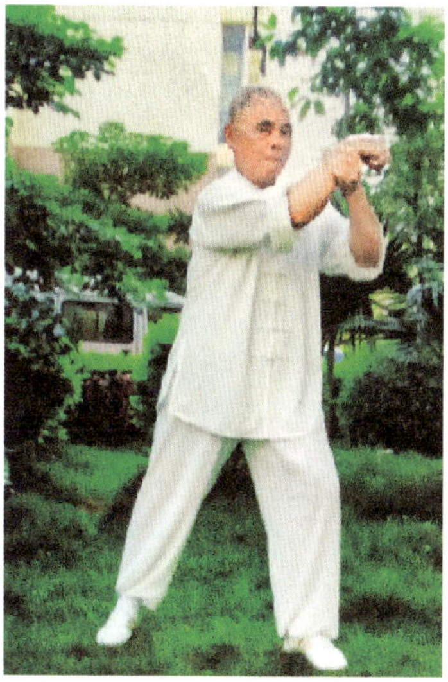

图 6　右手向左推重物姿势动作反复数次

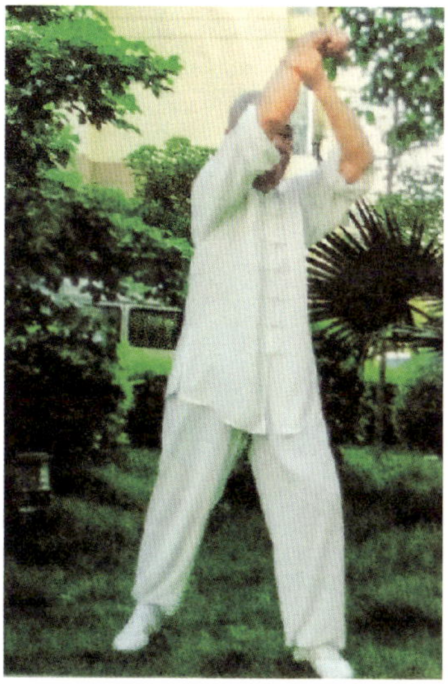

图 7　右手握拳抬高过头

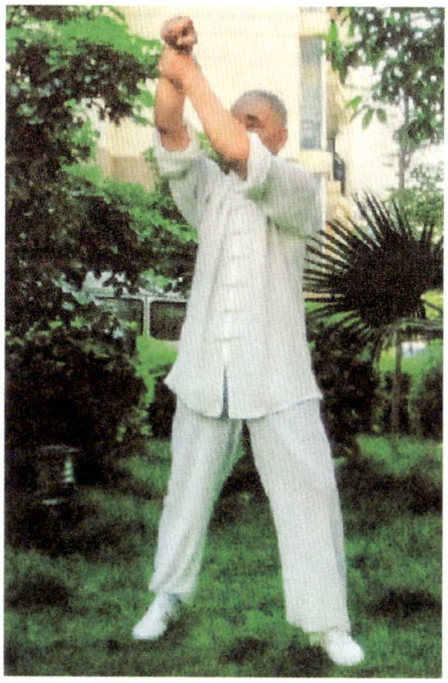

图 8　右手握拳反复上举数次

二、颈部加压练功法

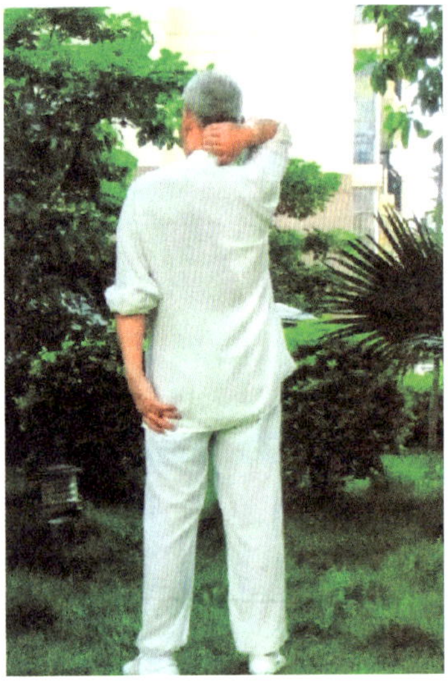

图 9　将右手掌置于左颈外加压

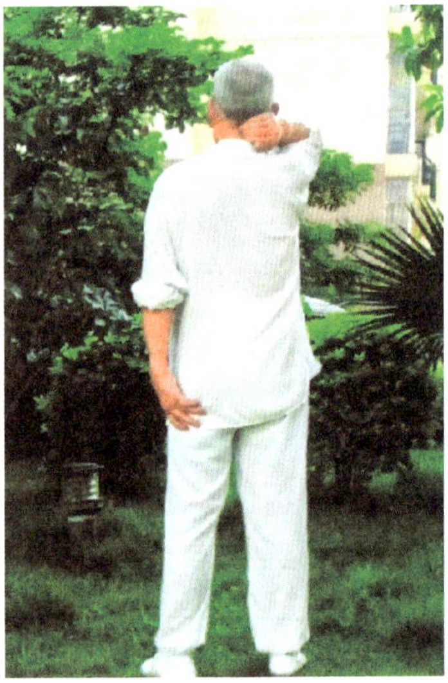

图 10　右手掌向左侧加压移动

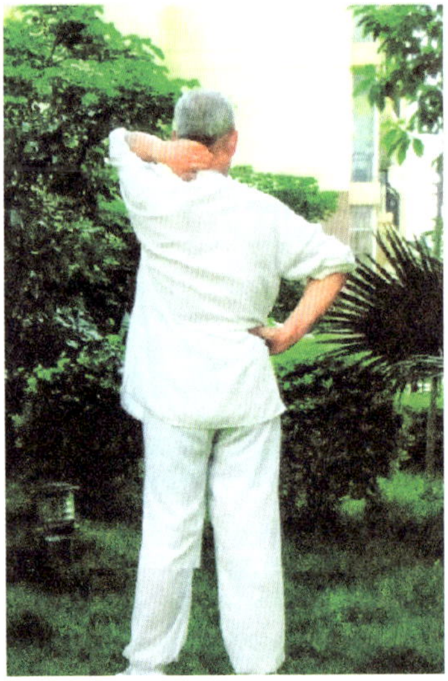

图 11　将左手掌置于右颈外侧，作向内侧加压移动

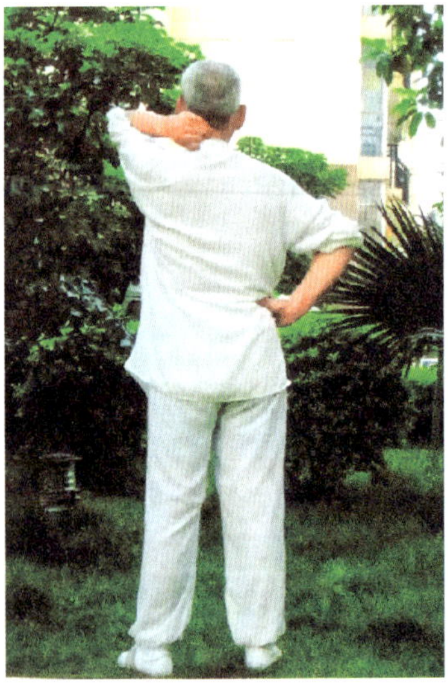

图 12　左手移至右侧反复操作数次

三、肩部加压练功法

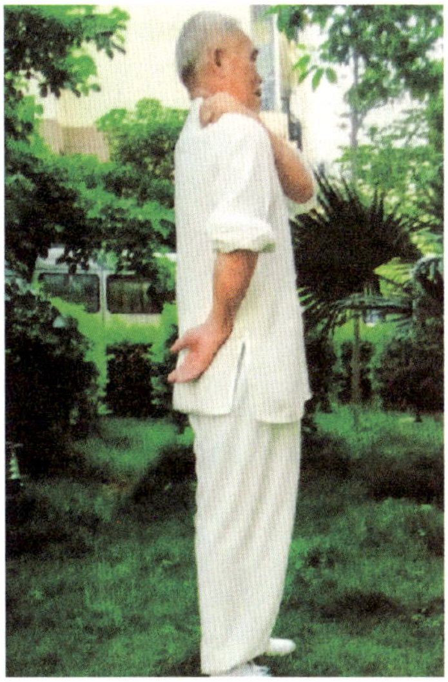

图 13　将左手根置于右锁骨上，左手掌置于右肩上，进行操作练功

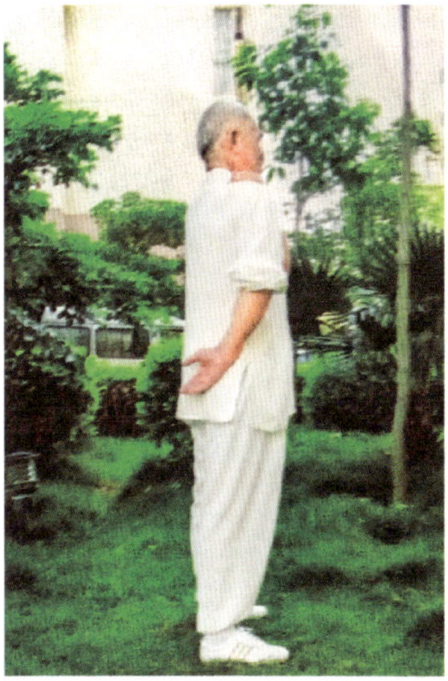

图 14　左手掌向前后拨动反复数次

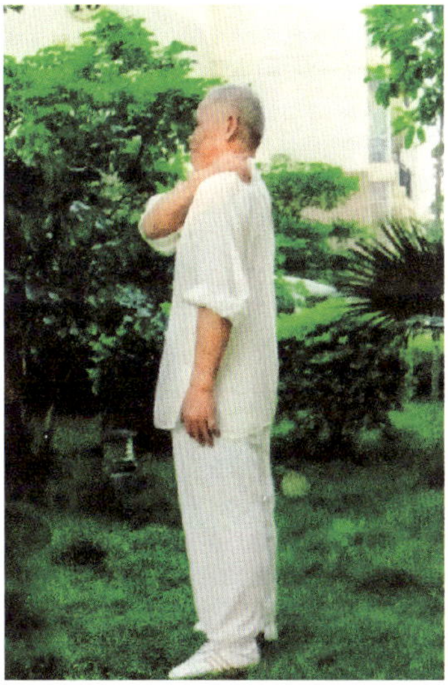

图 15　左肩加压练功，将右手掌根置于左锁骨，右手掌置于左肩

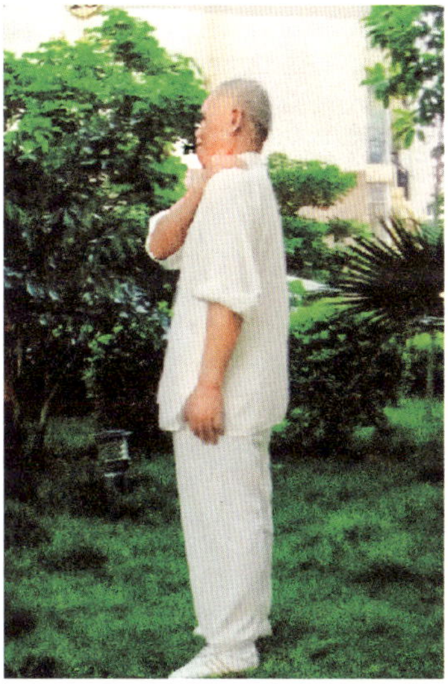

图 16　左肩练功，右手掌反复操作，可作抬肩动作配合

四、腰部练功法

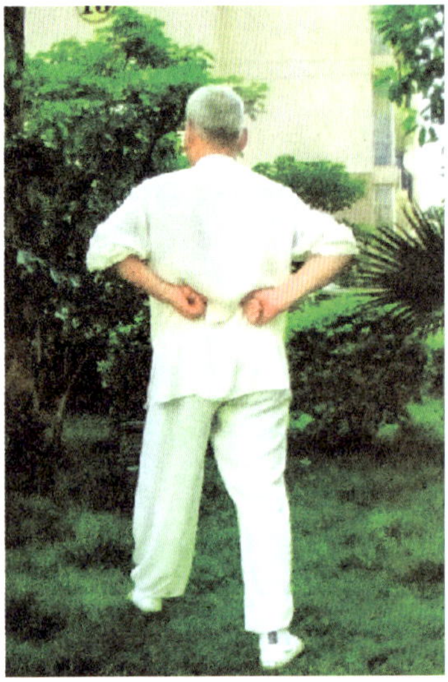

图 17　伸左腿

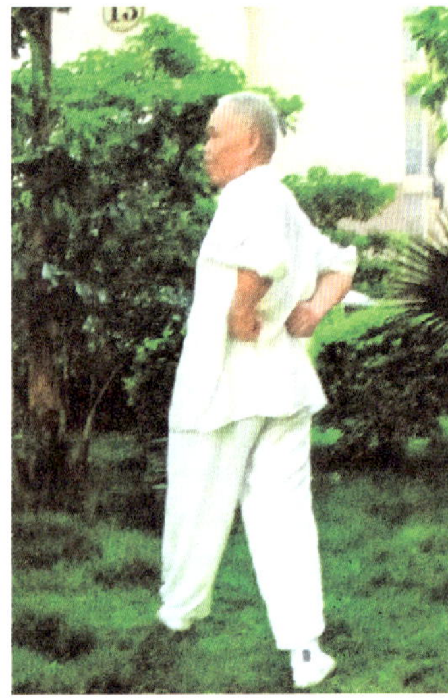

图 18　上身向左作旋转练功

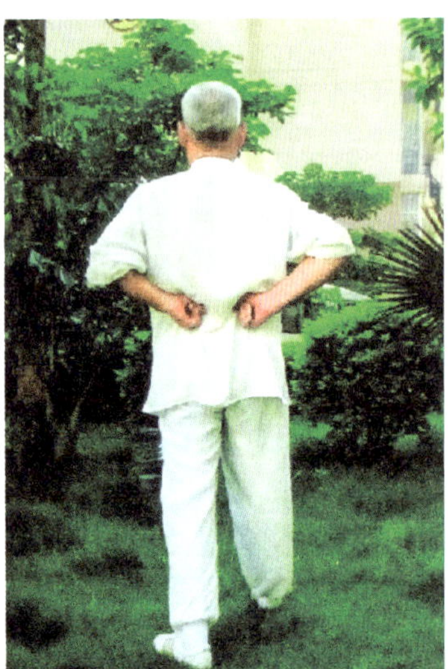

图 19　伸右腿

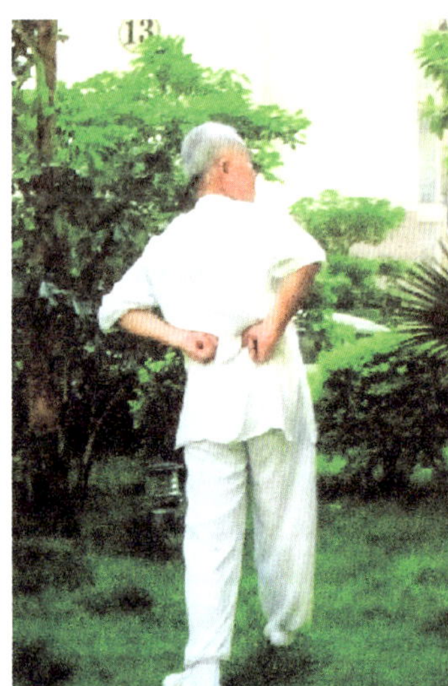

图 20　上身向右作旋转练功

五、腱膝练功法

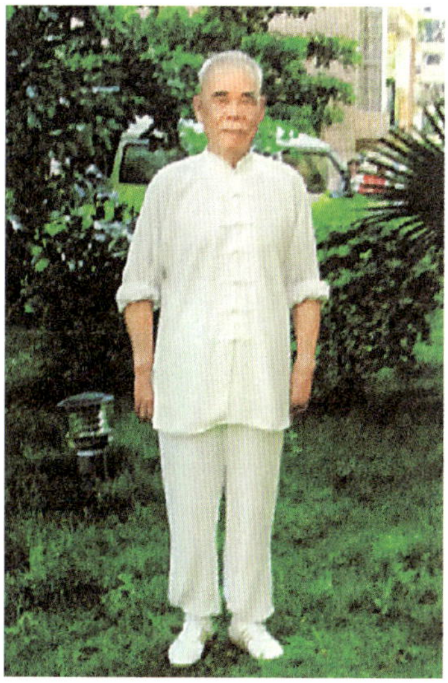

图 21　准备站位

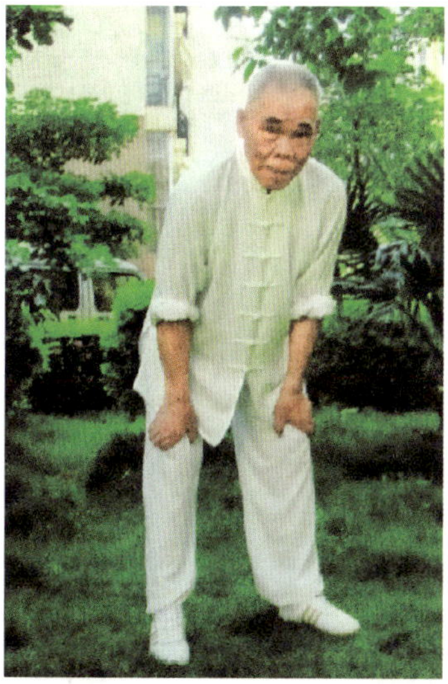

图 22　将双手大拇指及拼拢的四小指置于膝部的内外侧筋头点上

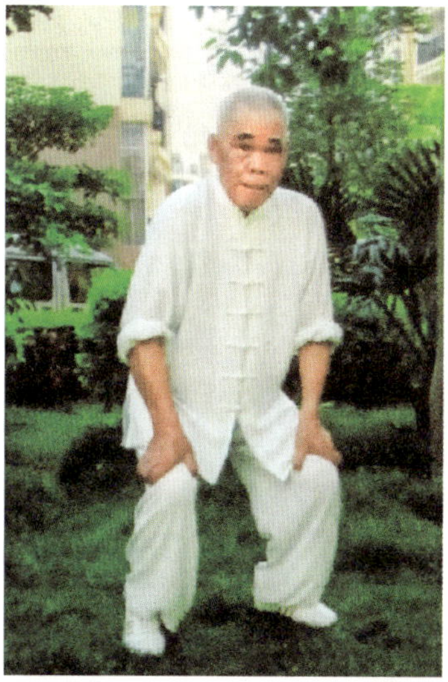

图 23　保持双手的用力，将两膝关节反复作屈曲与伸展交替活动

六、健脑练功法

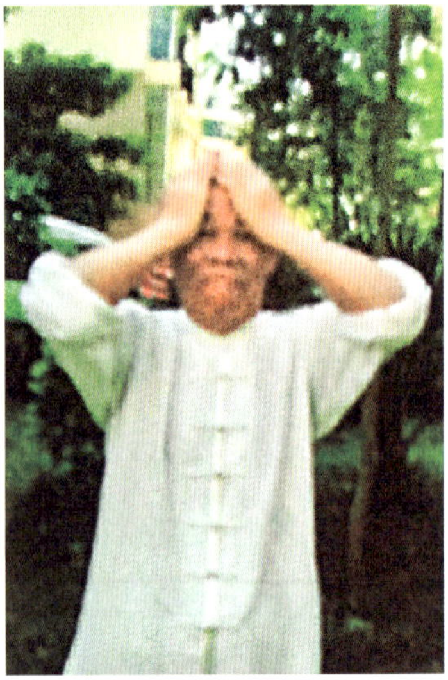

图 24　将双手掌置于额前作舒筋活络揉拨

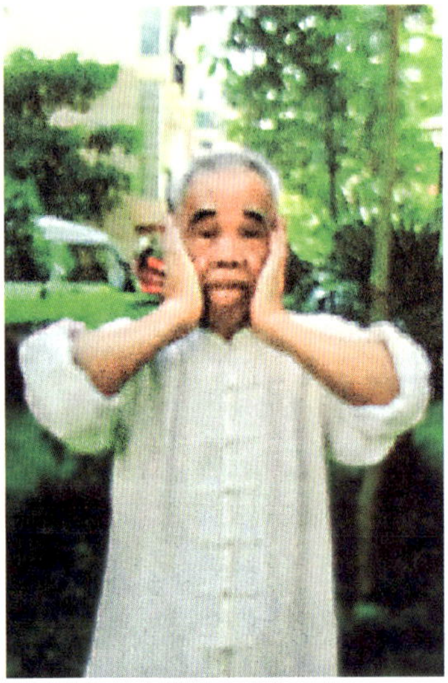

图 25　揉拨两侧面部

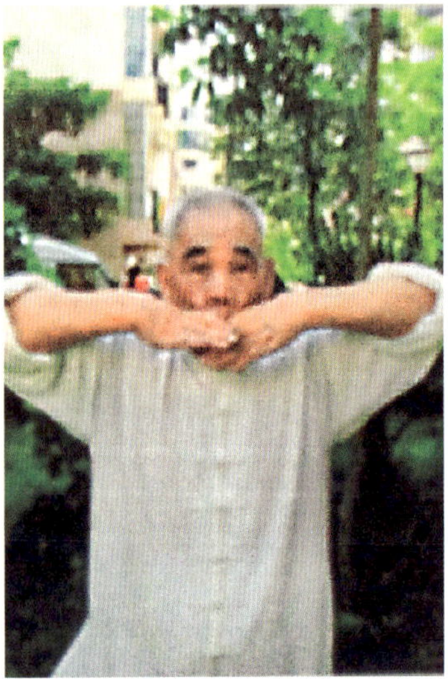

图 26　揉拨口腔周边

第七章

黄敬伟经筋疗法传承人简介

黄敬伟得力助手、民族医生黄宝志简介

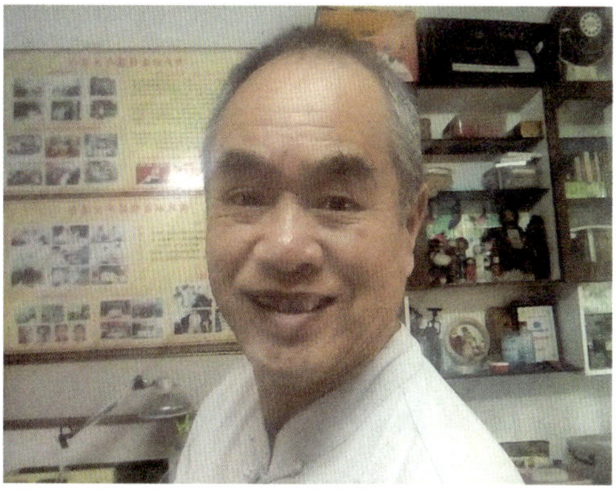

受叔叔黄敬伟教授影响，青年时就爱上了民族医学。九十年代初开始接受黄教授研创的《经筋疗法》学习与与培训，九十年代末专注于《经筋疗法》的研习及临床实践。跟随黄教授先后在广西凭祥市黄氏经筋康复诊所、南宁市竹溪社区卫生服务中心、北京市民族医院、内蒙古赤峰市红山区卫生服务中心、广东东莞市扶止堂中医门诊部等单位开展筋疗法诊疗服务。经过努力学习和刻苦钻研，在黄教授多年的言传身教中深刻领会了《经筋疗法》的要义，也掌握了这门古老而独特的医术医技，得到了黄教授的赞赏和肯定，成为黄教授的得力助手和《经筋疗法》的继传人。

2002年—2008年协助黄教授在北京民族医院（北京藏医院）、中国中医研究院针灸研究所、世界针灸联合会技术培训中心、中中医药大学等单位，以民族医院为基地开展《经筋疗法》的临床、科研、教学、推广工作。多次参与由中国中医研究院（今中医科学院）、世界针灸联合会传统医学技术培训中心、中国中医药大学、北京市民族医院等单位主办，由黄教授亲自授课的《经筋疗法》学习班，并在学员中进行操作示范教学与推广工作。期间曾参加全国高级针灸针灸师培训班、全国高级按摩师培训班等医疗技术的学习与交流，并经考试合格获得了由卫生部人才培训中心颁发的《中医针灸师》资格证书；由劳动和社会保障部领发的《高级按摩师》资格证书。

2006 年 6 月曾应邀赴越南河内市考察并进行医疗技术交流；2007 年跟随黄教授在南宁南湖社区医院开展诊疗工作；2008 年 5 月又应邀前往内蒙古自治区赤峰市开展《经筋疗法》诊疗、传授、推广工作。2010 年 4 月协助黄教授广东深圳市举办全国及国际《经筋疗法》学习班，并由黄教授举荐，应邀到广东东莞市扶正堂门诊部开展《经筋疗法》诊疗、教学与推广工作。2006 年至 2008 年在北京协助黄教授完成了第二部经筋医学专著《壮医经筋医学》初稿。

在多年的临床实践中，擅长以黄教授创立的经筋理筋查灶、理筋缓结、经筋针刺解结消灶、经筋药敷拔罐补益增效等综合性疗法医治各种颈椎腰椎病、椎间盘突出症、头痛、偏头痛、颈肩腰腿痛、失眠、亚健康、面瘫等，疗效显著。

2008 年陪同黄教授回到广西在广西民族医药研究院、广西壮医院开展我国首届民族名医专家医技医术挖掘传承和推广工作。黄教授根据工作需要向以上单位推荐自己作为助手协助开展工作。

黄敬伟向有关单位推荐助手的报告

关于任职配备经筋医疗临床及经筋保健技术操作助手的报告

经筋医疗及临床保健操作技术，是一门经筋专业的特种操作的医疗技术，需要具备经过培训的专业人才加以实施。初学者及未经过熟练培训者不能胜任。故本人在广西壮医医院任职期间，需要配备1—2名熟悉经筋医术并能开展工作的助手。根据多年的实践，我本人认定黄宝志同志（该同志自1991年始跟随本人学习经筋理论及临床操作技术，水平已达到要求，并取得北京国际针联颁发的中医针灸师及高级按摩师的上岗证书，能够作为我的助手。

另外，黄艺从小跟随身边学习经筋医术，其技术质量都不错，目前尚在国外，待回国可考虑其作为助手。

2008年11月22日

附：黄敬伟教授手搞

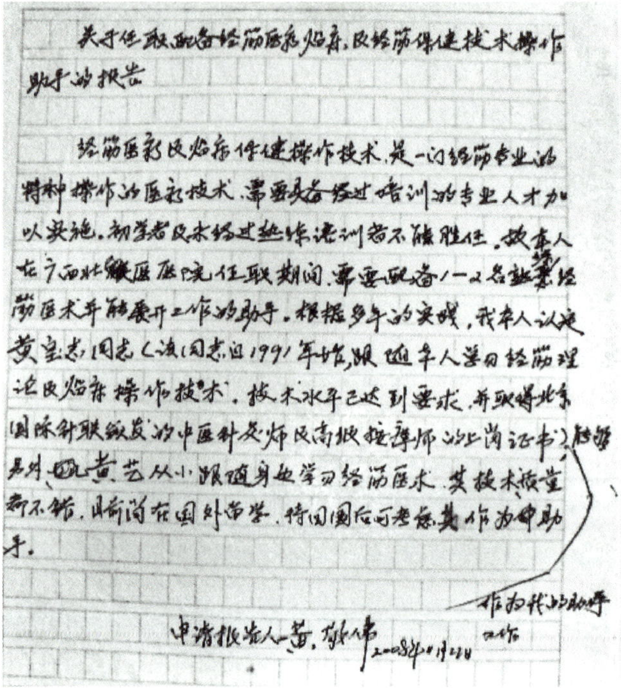

关于任职配备经筋医疗焙灸、及经筋保健技术操作助手的报告

经筋医疗及焙灸保健操作技术，是一门经筋专业的特种操作的医疗技术，需要具备经过培训的专业人才加以实施。初学者及未经过熟练培训者不能胜任。故本人在广西壮医医院任职期间，需要配备1—2名熟练经筋医术并能展开工作的助手。根据多年的实践，我本人认定黄宝志同志（该同志自1991年始，跟随本人学习经筋理论及焙灸操作技术，技术水平已达到要求，并取得北京国际针联颁发的中医针灸师及高级推拿师的上岗证书）能够作为我的助手工作。另外，黄艺从小跟随身边学习经筋医术，其技术质量都不错，目前在国外留学，待回国后可考虑其作为助手。

申请报告人：黄敬伟 2008年1月28日

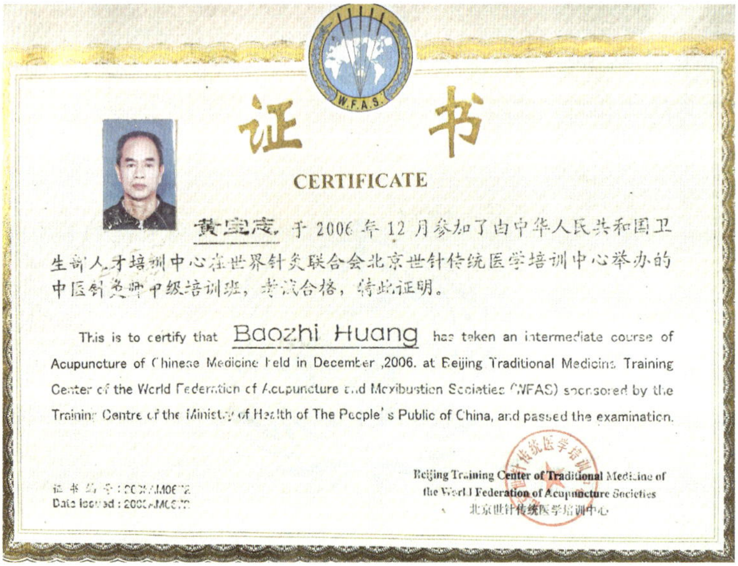

证 书

CERTIFICATE

黄宝志 于2006年12月参加了由中华人民共和国卫生部人才培训中心在世界针灸联合会北京世针传统医学培训中心举办的中医针灸师中级培训班，考试合格，特此证明。

This is to certify that Baozhi Huang has taken an intermediate course of Acupuncture of Chinese Medicine held in December ,2006. at Beijing Traditional Medicine Training Center of the World Federation of Acupuncture and Moxibustion Societies (WFAS) sponsored by the Training Centre of the Ministry of Health of The People's Public of China, and passed the examination.

Beijing Training Center of Traditional Medicine of the World Federation of Acupuncture Societies

北京世针传统医学培训中心

由卫生部人才培训中心颁发的中医针灸师资格证书

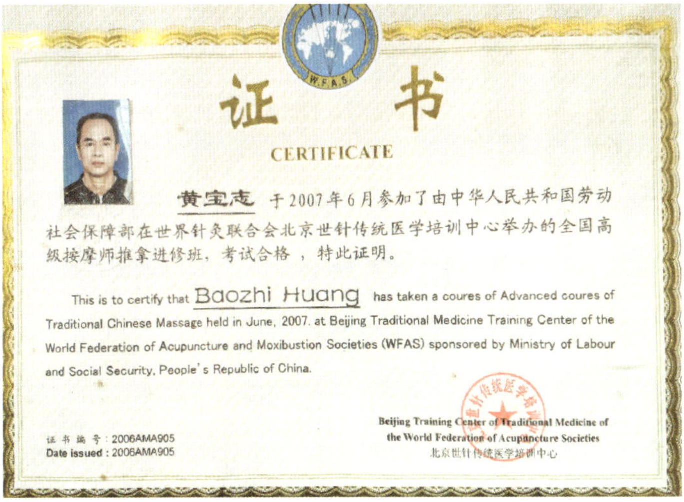

证　书

CERTIFICATE

黄宝志 于2007年6月参加了由中华人民共和国劳动社会保障部在世界针灸联合会北京世针传统医学培训中心举办的全国高级按摩师推拿进修班，考试合格，特此证明。

This is to certify that Baozhi Huang has taken a coures of Advanced coures of Traditional Chinese Massage held in June, 2007. at Beijing Traditional Medicine Training Center of the World Federation of Acupuncture and Moxibustion Societies (WFAS) sponsored by Ministry of Labour and Social Security, People' s Republic of China.

证书编号：2006AMA905
Date issued：2006AMA905

Beijing Training Center of Traditional Medicine of the World Federation of Acupuncture Societies
北京世针传统医学培训中心

由药物和社会保障部颁发的高级按摩师资格证书

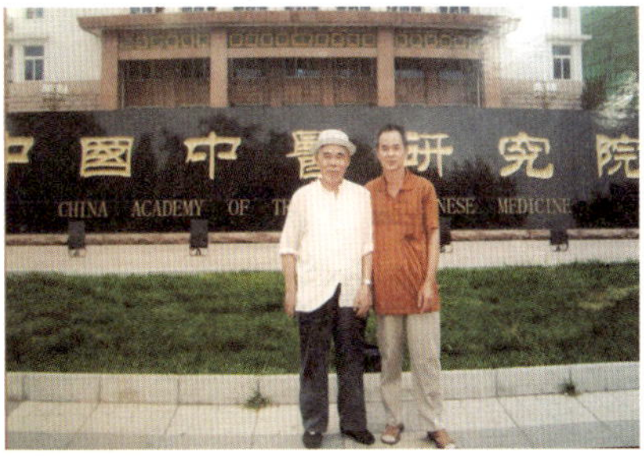

与黄敬伟教授在中国中医研究院合影

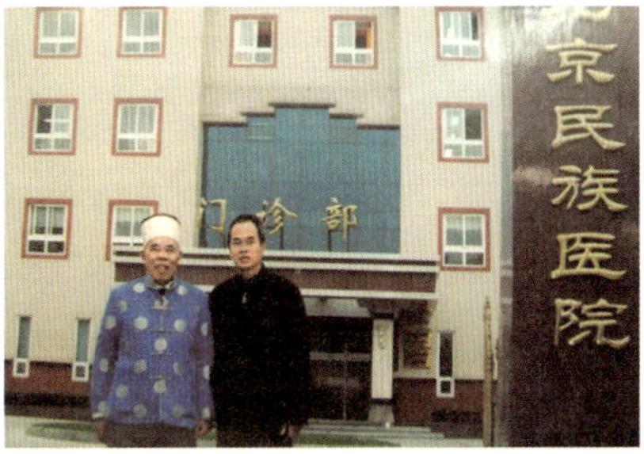

与黄敬伟教授在北京民族医院合影

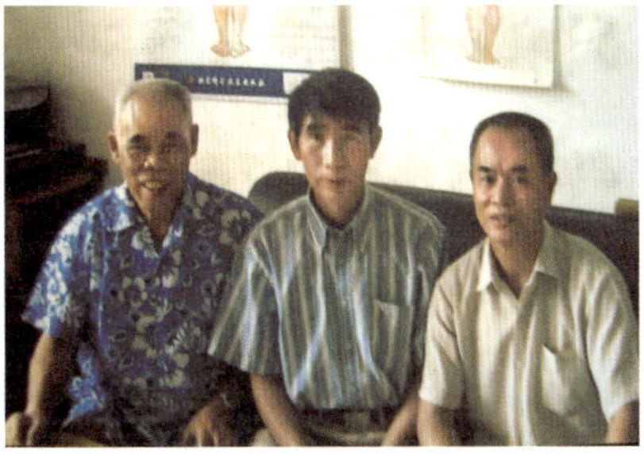

与中国中医研究院原副院长闫孝诚教授（中）合影

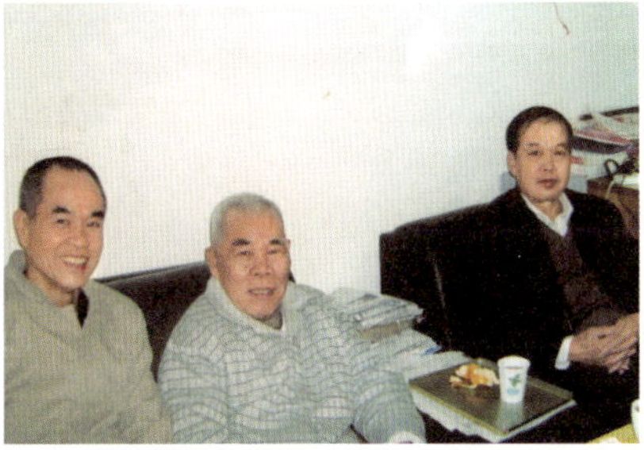

与中国民族医药协会副会长、广西民族医药协会会长、广西中医药大学壮医学院名誉院长黄汉儒教授（右）合影

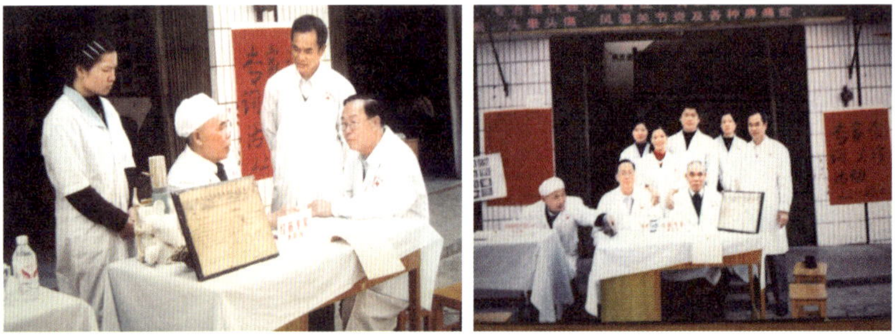

在教授身边见习

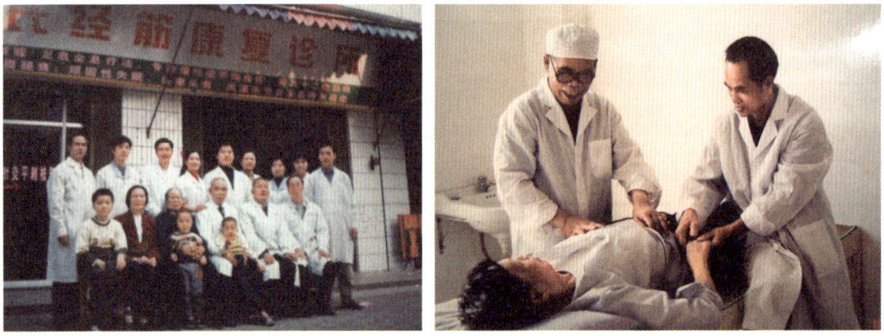

在教授身边学习

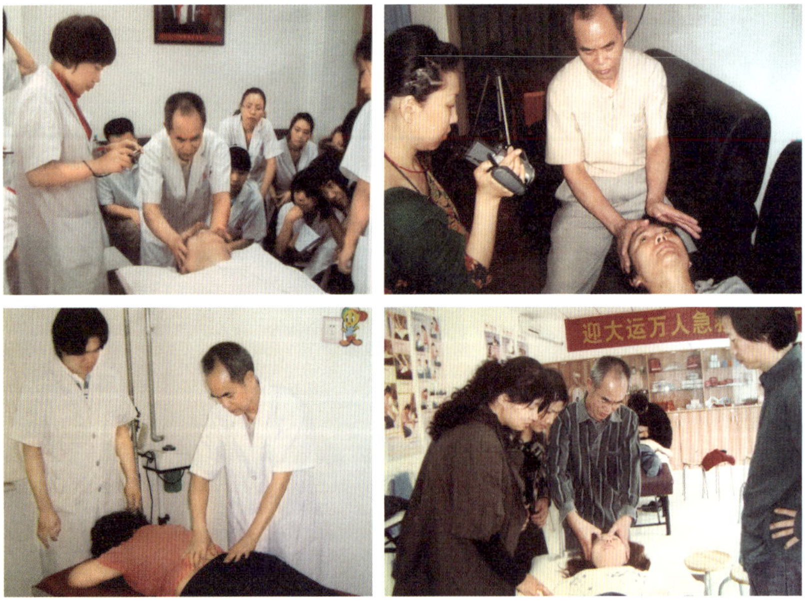

在学员中示范教学

后　记

黄敬伟教授是壮族人民的杰出代表，著名壮医专家。他开创的黄敬伟经筋疗法在国内外产生了重大影响，也在社会上得到了广泛传播。黄教授在大力向国内外传播经筋疗法的同时，也注重对家族后人的精心培养。作为黄敬伟教授的后人和经筋疗法的继传人，黄宝志、黄艺、何世达、黄芳群、黄文波、黄芳梅、白伟才、黄芳玲、李四强、黄艳青、李海龙、黄共美、黄共庆、黄共愿、黄共卫、黄共望、黄美琴、黄敏、黄美夏、黄共伟、陈佳伟等都有幸能跟在黄教授身边学习，得到了黄教授的言传身教，黄教授不仅教我们医技医术，更以医德医风教导我们。大家经过努力学习和认真钻研，对经筋疗法这门古老而又新兴的医技医术都有了深刻的理解和领会，掌握了这门经筋医技医术，在临床实践中各自都有所建树，得到了教授的肯定和广大患者的认可。我们在临床实践中，互相学习、互相帮助、相互鼓励，时刻铭记黄教授的教导，以黄教授的医德医风为座右铭，以黄教授传授的经筋法医技医术全心全意为广大患者排忧解难，都取得了骄人的业绩。我们将继续努学习，弘扬祖国传统医学，把黄敬伟教授开创的黄敬伟经筋医疗事业发扬光大，造福于广大人民群众。

为缅怀黄教授辞世七周年我们以自己事业上的收获，从后人、传人、患者、医者的角度，以各自在临床实践中的体会和心得，编著此书，愿与所有传统医学爱好者和黄敬伟经筋疗法传人和朋友们分享、共勉。同时向以上传人和有关领导及同仁朋友们对我们的支持和帮助表示衷心感谢！

我们黄家后代和黄敬伟经筋疗法继传人仅以此纪念和缅怀我们敬爱的黄敬伟教授。向黄敬伟教授致敬！

编者 2018 年春节

附　录

2008年广西壮医药研究院、广西壮医院开展民族名医医技医术抢救性发掘、研究、传承工作，黄敬伟教授同意、有关单位指定以下三位同志为黄敬伟教授创建的经筋疗法传承人：

韦英才（时任壮医院院长）

李　洪（时任壮医院保健中心主任）

王春雷（2007年中国医药管理局科技司评审首届少数民族名医项目负责人，博士生导师）

黄敬伟教授家族传承人：（以年龄排序）

第一代传承人

黄宝志（侄女婿，黄教授向有关单位推荐的助手）

黄　艺（黄教授的儿子）

何世达（黄教授的世侄）

第二代传承人

黄芳梅（孙女）

白伟才（孙女婿）

黄芳琴（孙女，壮医执业医师）

黄芳玲（孙女）

李四强（孙女婿）

黄文波（孙子）

黄艳青（侄孙女）

李海龙（侄外孙）

黄共美（世侄女）

黄共庆（世侄子）

黄共愿（世侄子）

黄共卫（世侄子）

黄共辉（世侄子）

黄共望（世侄子）

黄美琴（世侄女）

黄美夏（外孙女）

黄　敏（世侄子）

黄共伟（世侄子）

陈佳伟（世侄子、壮医主治医师）

黄天豪（世孙）

农炜燊（世孙）

李鸾凤（世孙女）

陆瑛梅（世侄女）